胃癌防治

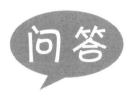
问答

黄 琼 韩伍龙◎主编

全国百佳图书出版单位
中国中医药出版社
·北 京·

图书在版编目（CIP）数据

胃癌防治问答 / 黄琼，韩伍龙主编 . — 北京：中国中医药出版社，2024.6

ISBN 978 – 7 – 5132 – 8761 – 6

Ⅰ . ①胃… Ⅱ . ①黄… ②韩… Ⅲ . ①胃肿瘤—防治—问题解答 Ⅳ . ① R735-44

中国国家版本馆 CIP 数据核字（2024）第 085812 号

中国中医药出版社出版

北京经济技术开发区科创十三街 31 号院二区 8 号楼

邮政编码 100176

传真 010-64405721

河北新华第二印刷有限责任公司印刷

各地新华书店经销

开本 880×1230 1/32 印张 5.25 字数 118 千字

2024 年 6 月第 1 版 2024 年 6 月第 1 次印刷

书号 ISBN 978 – 7 – 5132 – 8761 – 6

定价 29.00 元

网址 www.cptcm.com

服 务 热 线 010-64405510
购 书 热 线 010-89535836
维 权 打 假 010-64405753

微信服务号 zgzyycbs
微商城网址 https://kdt.im/LIdUGr
官 方 微 博 http://e.weibo.com/cptcm
天猫旗舰店网址 https://zgzyycbs.tmall.com

如有印装质量问题请与本社出版部联系（010-64405510）

编委会

前 言

作为一名临床医生，经常会有患者来询问一些疾病和治疗相关的问题，或者在告知患者需要进行化疗等特殊治疗时会告诉他们一些相关知识，让他们不那么害怕治疗，也会时常有身边的亲戚朋友拿着体检报告单来咨询，比如查出来结节会不会有事之类，所以就萌发了写一本医学科普书的想法，来系统解答这些平时经常被问到的问题。

胃癌是最常见的消化道肿瘤，我国又是胃癌大国，所以本书从胃癌着手，就平时诊疗中患者和家属比较关心的问题进行了整理和解答，希望能通过通俗易懂的文字来让大家对癌症多一些了解，而不是"闻癌色变"，以期减轻患者和家属因为对疾病和治疗的不了解而产生的焦虑和恐慌。

本书的各位编委都是长期工作在临床一线的肿瘤科医生，既有扎实的中西医理论基础，又有多年的诊疗经验，在忙碌的工作之余来宣传科普，也是本着造福广大患者的初衷，希望让更多的人了解癌症。我们经常强调要治未病，就是说要未病先防和既病防变，而普及医学知识，就是为了让大家一起参与到治未病中来，守护自己的健康，做自己健康的第一责任人。

编者

2024 年 2 月

目录

饮食与调护篇

基础篇

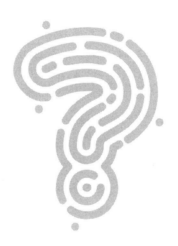

胃有哪些功能?

首先带大家来了解一下胃这个重要而复杂的器官吧!它位于人体的左上腹,上与食管相连,以贲门为入口,下与十二指肠相连,以幽门为出口。从解剖上来说,胃分为胃底、胃体和胃窦三部分,具有暂时贮存食物和消化食物的功能。那么,这些功能是怎么实现的呢?

1. 通过胃的运动

食物进入胃后,胃通过舒张功能来容纳和贮存食物,收缩功能促进胃液渗入食物,蠕动功能帮助研磨食物并使之与胃液充分混合。

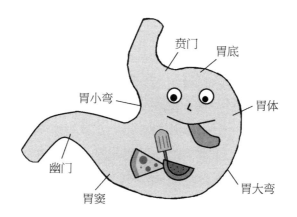

2. 通过胃液的分泌

　　胃液的成分很复杂，主要有盐酸、胃蛋白酶原、黏蛋白等。盐酸的作用很重要，不仅能激活胃蛋白酶原，使之变成有活性的胃蛋白酶，还能促进食物中的蛋白质变性，使之易于消化，同时还有抑菌和杀菌作用等。但胃酸也不是越多越好，过多的胃酸会对胃和十二指肠黏膜产生侵蚀作用，促使溃疡发生。胃蛋白酶原在变成有活性的胃蛋白酶后，在酸性的环境中，可水解蛋白质。胃黏液则是胃黏膜屏障的重要组成部分，这层屏障既可以保护胃黏膜不被食物损伤，又能防止其被胃酸和胃蛋白酶侵蚀。

　　中医常说的胃又不完全等同于我们器官上的胃，中医认为胃为六腑之一，位于中焦，其功能主要是受纳和腐熟水谷。受纳是指胃接受和容纳食物，故称胃为"水谷之海"；腐熟则是指胃将食物消化成食糜，而其精微物质则由脾进行运化并营养周身，机体的生理活动和气血津液的化生，都依赖于这些食物的营养。

什么是胃癌？

　　我们已经介绍过胃的结构，胃开口于贲门，是食物从食管进入胃的第一关口，此处是食管和胃的结合部，为胃癌好发部位之一。胃出口于幽门，是胃消化的食物输送至十二指肠的关口，此处有一段为胃窦，是胃溃疡和胃癌高发的部位。贲门和幽门之间的部分为胃的主体。

胃壁由内而外可分为四层：黏膜层、黏膜下层、肌层和浆膜层。胃癌大多数从黏膜开始恶变，并逐渐向深层浸润侵袭，直至突破浆膜层，甚至侵及邻近器官。

中医学虽然没有胃癌这个病名，但是因为胃癌早期以上腹部不适感或胃脘隐痛为主，以后可出现纳差嗳气、心下硬满、胃脘疼痛加重、恶心呕吐等症状，有的上腹部能摸到肿块，所以根据病证表现可属于"胃脘痛""积聚""伏梁""反胃""噎膈""癥瘕"等范畴。

胃癌的发病率高吗？

中国是胃癌大国，胃癌患者占到全球的近 50%。在中国，胃癌是发病率居第三位的肿瘤，仅次于肺癌、结直肠癌，在消化道肿瘤中占第一位，胃癌死亡率排在第三位，仅次于肺癌和肝癌。随着我国人口老龄化进展，2020 年新发胃癌的数量达到 2000 年的 2 倍左右，增长速度非常快。胃癌的好发年龄基本上是在 50~70 岁，多为中老年男性，男女比例基本上是在 2：1 左右。我国胃癌主要是以进展期和晚期胃癌为主，其中晚期胃癌占 30% 左右，这也是跟日本、韩国胃癌分期分布不一样的情况。因为胃癌胃镜筛查的比例相对比较低，所以大部分患者发现时已是进展期或晚期。但随着近几年来胃镜筛查的普及，早期胃癌诊断率已经从 10% 慢慢提升到了 20%，特别在大中城市，基本已经达到 30% 左右的概率。由于饮食结构的改变、工作压力增大及幽门螺杆菌的感染等原因，胃癌的发病呈现年轻化趋势。

胃癌的发病率有明显的地域差异，以东亚、东欧和南美最高，非洲南北部最低。在我国，胃癌发病率也有明显的地域性差别，西北与东部沿海地区胃癌发病率比南方地区明显为高。

导致胃癌的原因有哪些？

胃癌的病因尚不完全清楚，绝大多数是外在因素和内在因素相互作用导致的，是多因素协同作用的结果。目前普遍认为和以下因素有关。

1. 环境和饮食因素

环境因素在胃癌发生中起重要作用，火山岩地带、高泥炭土壤、水土含硝酸盐过多、微量元素比例失调或化学污染等可直接或间接经饮食途径参与胃癌的发生。在我国，西北与东部沿海地区胃癌发病率较南方地区高。除与环境因素有关外，饮食、生活习惯也是导致这个现象的重要原因。如高盐的盐渍食品、熏制鱼类、含亚硝胺类化合物的食物都是诱发胃癌的因素。另外，发霉的食物含有较多的真菌毒素，也有引发癌症的可能。

不良生活方式也在侵害胃癌的高危人群，尤其是在生活的快节奏下越来越多的年轻人释放自我，喜吃烟熏、油炸和烧烤类食物，或者暴饮暴食，进食过快，进食时情绪紧张，饮酒无度，新鲜蔬菜、膳食纤维进食过少，高蛋白质、高脂肪食物进食过多，长期处于高压状态等，这些都会诱发胃癌。压力、不良情绪与肾上腺激素、皮质醇、儿茶酚胺分泌增多有关，这些反应可改变免疫力而使机体易于发生癌变。

2. 感染因素

中国是幽门螺杆菌（HP）感染大国，一般人群中 HP 的感染率高达 50%~80%，而在慢性胃炎患者人群中筛查的结果显示，有 90%~95% 的人 HP 阳性，远高于其他人群。研究发现，HP 感染与胃癌的发生发展有关。胃癌高发区人群 HP 感染率高，而幽门螺杆菌抗体阳性人群发生胃癌的危险性高于阴性人群。HP 感染可能会导致胃黏膜炎症、胃十二指肠溃疡。并且，HP 能促使硝酸盐转化为亚硝酸盐和亚硝胺而致癌。

3. 遗传因素及免疫因素

胃癌有明显的家族聚集倾向，家族发病率高于普通人群 2~4 倍。目前认为胃癌的发生可能是由染色体畸变引起，这种染色体畸变有时会传给后代。这种遗传的意义并不是直接遗传了癌症这种疾病，而是遗传了个体更容易发生癌症的倾向，医学上叫作肿瘤的易感性。当机体免疫功能低下或有缺陷时，可增加并激发原本携带的胃癌的易感性，在外界其他因素的共同作用下，促进胃癌的发生。

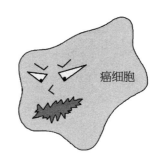

癌细胞

在遗传和胃癌的关系中，最为明确的疾病是遗传性弥漫性胃癌，这是一种常染色体显性遗传综合征。其特点是弥漫性胃癌，且在年轻时发病。另外还有林奇综合征（Lynch 综合征），又被称为遗传性非息肉病性结直肠癌，也是一种常染色体显性遗传综合征，该类人群一生中患结直肠癌的可能性最高，可接近 80%，而且发病年龄早。胃癌是 Lynch 综合征最常见的肠外肿瘤，1%~13% 的 Lynch 综合征患者患有胃癌。家族性腺瘤性息肉病是一种由染色体突变引起的常染色体显性遗传病。本病的特点是结直肠内出现大量的腺瘤样息肉，患者在 35~40 岁时，息肉病可进展为结直肠癌。而这种疾病的息肉除了生长在结直肠外，还主要分布在胃、十二指肠等上消化道。这也导致该类患者的息肉很可能最终演变成胃癌。

4. 胃部疾病

伴有肠上皮化生的慢性萎缩性胃炎与胃癌发病关系密切。据颇具影响力的世界胃肠病学术大会报道，慢性胃窦炎伴严重萎缩者，其胃癌 10 年累积发病率为 4%~30%，慢性胃体炎伴严重萎缩者为 1%~9%，而正常胃黏膜者不到 1%。

良性胃溃疡恶变是以前常关注的一个问题，但目前的观察认为，似乎胃溃疡恶变的机会并不高。胃溃疡本身并不是一种癌前病变，溃疡边缘的黏膜似乎更易发生肠上皮化生。约 1% 的胃溃疡可能发生癌变。长期慢性胃溃疡病史、年龄在 45 岁以上、溃疡顽固不愈者应提高警惕。

胃息肉与胃癌是两种不同的疾病。胃息肉不是癌，但是有些胃息肉有恶变的可能。胃息肉可单发或多发，一般分成非肿瘤性息肉（包括增生性息肉、错构瘤性息肉、炎性息肉和异位性息肉等）和肿瘤性息肉（包括扁平腺瘤即管状腺瘤及乳头状腺瘤即绒毛状腺瘤）两大类。前者占胃息肉的 75%~90%，恶变概率很低。后者占胃息肉的 10%~25%，有很高的恶变倾向，可达 30%~58.3%。

胃部疾病术后残胃发生的残胃癌的概率在 10 年后明显上升，特别是 Billroth（毕）Ⅱ吻合术后，可能与该术式导致胆汁反流增加有关。

以上各种因素均在不同程度上提示与胃癌发生有关。值得一提的是，胃癌的发生可能是以上多种因素共同作用的结果。譬如，幽门螺杆菌的感染可增加慢性萎缩性胃炎的发病率，后者造成低酸的环境，而胃内 pH 的增高有利于亚硝酸盐类物质的产生等。

中医认为胃癌的病因可分为外感、内伤两类，外因由六淫邪毒所致，内因与饮食不节、情志失和、禀赋不足、正气虚弱等因素有关。总结近年来胃癌的病因病机，又有脾虚论、热毒论、血瘀论、痰证论、情志论等。

哪些饮食习惯与胃癌有关？

胃癌的发生与饮食关系密切。可能的饮食致癌因素有以下几类。

1. 摄入过多的食盐

高盐的盐渍食品被认为是胃癌发生的一种危险因素。我国胃癌高发地区居民每人每年摄盐量为 9kg 以上，而低发地区居民的摄盐量则为 4~7.5kg。

2. 食物种类单一

对比调查发现，胃癌高发地区的食物品种多较单纯，而低发地区的副食品种类多，新鲜蔬菜、豆类及动物蛋白的摄入量也多，这可能表明胃癌与营养物质失去平衡有关。此外，调查统计提示新鲜蔬菜进食量与胃癌调整死亡率呈负相关，可以认为新鲜蔬菜是一种保护性因素。新鲜蔬菜富含维生素 A、C 和矿物质。维生素 A 与上皮再生和维持其正常功能有关，维生素 C 可阻断亚硝酸盐与仲胺在胃内合成亚硝基化合物。已证实铁缺乏与胃癌的发病有间接关系。

3. 发霉的食物

我们在日常生活中常常会遇到发霉变质的食品，霉变是由霉菌引起的，有些产毒霉菌产生的霉菌是很强的致癌物质。在杂色曲霉毒素诱发大白鼠肝癌的实验中，曾见到胃腺癌的发生。有研究从调查地区的主副食品及患者的胃液中检测杂色曲霉和构巢曲霉等真菌，胃癌高发地区的检出率显然高于低发地区，可以提示发霉食物是一个与胃癌有关的危险因素。

4. 烟熏、油炸和烧烤类及盐渍食物

烟熏的鱼和肉中会含有致癌物质，如 3,4- 苯并芘和多环芳烃；油炸、烘烤、烧焦的食物及重复使用的高温食用油中也会产生此类致癌物质。腌菜中含有大量的亚硝酸盐和二级胺，在胃内适宜酸度或细菌的作用下，能合成亚硝胺类化合物，这类化合物是很强的致癌物质。

5. 不良的进食习惯

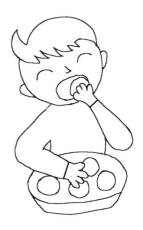

不良的进食习惯也与胃癌发生有关，如吃饭不定时、喜吃烫食、进食快、生闷气吃饭等。

但是饮食与肿瘤的关系及其致癌机理的研究是极其复杂的。首先，食物中可能存在起直接作用的致癌

物，不论是自然存在或在食物烹调、加工、贮藏过程中产生的；其次，食物摄入人体后也可能在体内一些因素作用下形成致癌物。在致癌过程中，有的物质起着启动致癌物的作用，有的起着促癌或抑癌的作用，而且还与人体内复杂的代谢、生物转化过程交织在一起，因此很难从这些复杂的因素中找到肯定的联系。

在胃癌的中医病因病机中，饮食不节是一个主要的病因，如饥饱无度、纵情口福易伤脾胃；过食生冷，伤败脾胃之阳气，不能温化水饮，水湿内生；或恣食肥甘辛辣、霉变不洁、过饮烈酒，脾胃受损，胃失和降，脾失健运，酿湿生痰，渐成痞块。

哪些生活方式与胃癌有关？

胃癌是一种严重的肿瘤疾病，对人们的健康造成了巨大的威胁。虽然胃癌的发病原因非常复杂，但有一些生活方式与胃癌的发生风险相关。以下是一些与胃癌相关的生活方式。

1. 饮食习惯

如前面所讲的，饮食习惯是与胃癌密切相关的重要因素之一。高盐饮食被认为是胃癌的主要危险因素之一，因此，减少盐的摄入对于预防胃癌非常重要。此外，发霉食物是一个与胃癌有关的危险因素，摄入大量的腌制食品和烟熏食品也与胃癌的风险增加相关。建议我们采取均衡饮食，多摄入新鲜的蔬菜、水果、全谷类食物和富含蛋白质的食品，如鱼类和豆类，同时减少摄入高脂肪食物和加工肉类，可以降低胃癌的发生风险。

2. 吸烟和酗酒

吸烟和酗酒是导致胃癌的重要危险因素。烟草中的多环芳烃类化合物是一类强致癌物质，属于这一类物质的 3，4- 苯并芘存在于烟草中，可导致肺癌的发生。吸烟时可将部分烟雾吞入胃中，而吸烟者胃癌发病率比不吸者高，说明该类物质也可能是胃癌的致病因素。而饮酒可使罹患胃癌的危险性增加 82%！白酒特别是高度白酒对胃部的刺激性很大，长期大量的饮酒可损伤胃黏膜造成各型胃炎。其次，酒精能够抑制人体免疫功能，长期大量饮酒还能导致营养不良，这些都为肿瘤的发生创造了条件。另外，进入体内的酒精还会活化体内的某些致癌物，进而诱发肿瘤。因此，戒烟限酒对于预防胃癌至关重要。

3. 心理压力和应激管理

长期的心理压力和应激状态对于身体健康有负面影响，也可能增加胃癌的风险。因此，我们需要学会有效地管理心理压力，通过适当的休息、运动来缓解心理压力，降低胃癌发病风险。

饮酒与胃癌有关吗？

饮酒与胃癌的发生确实存在一定的关联。多项研究表明，长期、大量饮酒会增加胃癌的风险。以下是一些饮酒与胃癌关联的重要事实。

1. 酒精的致癌性

酒精本身被国际癌症研究机构评定为一类致癌物质，与多种癌症的发生相关，包括口腔、喉咙、食管、肝脏和乳腺癌等。在胃黏膜中，酒精可以引起炎症和细胞损伤，增加胃癌的风险。

2. 直接刺激作用

酒精对胃黏膜具有直接刺激作用，损伤细胞结构和功能。长期大量饮酒可能导致胃酸分泌增加，胃黏膜受到长期酸性环境的刺激，从而增加了胃癌的发生风险。

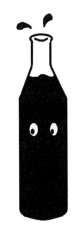

3. 酒精代谢产物

酒精在人体内代谢为乙醛，这是一种有毒物质。乙醛对胃黏膜有损害作用，可以导致细胞 DNA 损伤和突变，进而增加胃癌的发生风险。

4. 酒精与其他致癌因素的相互作用

酒精与其他致癌因素的相互作用可能增加胃癌的风险。例如，饮酒与吸烟的联合作用可能导致更高的胃癌风险。

虽然适量饮酒可能对健康有益，但为了预防胃癌和其他健康问题，建议控制饮酒量或者尽量避免饮酒。不同国家和组织对于适量饮酒的定义略有差异，但通常建议男性每天不超过两个标准饮品（例如一杯啤酒或一杯葡萄酒），女性每天不超过一个标准饮品。对于已经被诊断出胃病或存在其他胃癌危险因素的人群，最好避免饮酒。

哪些疾病和胃癌有关？

经常有人会问：医生，我的胃镜病理报告提示异型增生，还检查出幽门螺杆菌感染，会不会变成胃癌啊？

首先我们来明确两个概念。

1. 癌前疾病

癌前疾病是指与胃癌相关的良性疾病，有发展成胃癌的危险性，主要包括慢性萎缩性胃炎、胃溃疡、胃息肉、残胃炎等。

2. 癌前病变

癌前病变则是指已经发生了一系列病理变化，逐渐往胃癌的路上走，与胃癌发生密切相关的病变，主要包括胃黏膜上皮异型增生和肠上皮化生。

肿瘤的发生发展往往是一个循序渐进的过程，胃癌亦是如此，正常的胃黏膜细胞发展成为胃癌细胞可能经过多个步骤逐渐发展而来。胃黏膜发展成胃癌之前的病变就是癌前病变，但是，并不是所有的癌前病变一定会发展成胃癌。

异型增生常常又称为不典型增生，顾名思义，就是说与正常情况相比，胃黏膜细胞增生出现"异常类型"。异型增生可分为轻度、中度、重度三个级别，癌变率从 1% 至 10% 不等，其中，重度异型增生与胃黏膜内高分化癌（属于早期胃癌）非常难以区分。轻度异型增生往往属可逆性病变，中度异型增生可能有部分呈长期稳定或缓慢加重状态，这时需要及时处理。而重度异型增生则有明显的恶变倾向，如怀疑癌变，则应及时手术或胃镜治疗，并密切随访。

简单来说，轻到中度的异型增生，我们只要密切观察随访即可，具体可以视不同程度每 1~2 年做 1 次胃镜；而重度异型增生往往需要我们及时处理，甚至手术。

胃镜检查是发现胃癌前病变和胃癌最敏感和特异性的有效检查方法。我国属于胃癌高发地区，国内推荐：40 岁以上无症状人群应定期胃镜筛查；幽门螺杆菌阳性者，35 岁以上即使无症状也应胃镜筛查。因此，对胃癌前疾病要及时治疗、正规治疗，以防恶化；对胃癌前病变，更要足够重视，密切随访；对中重度异型增生及时进行内镜下治疗，以防进一步恶变。

胃部长肿瘤就是胃癌吗？

肿瘤和癌症的区别，很多人都不清楚。比如做胃镜检查时发现胃部长了肿块，或者出现胃出血、腹痛，就一定是胃癌吗？当然不是。这些症状也有可能是一种鲜为人知的肿瘤——胃肠道间质瘤的信号。

首先我们来学习一下基本概念，西医学将肿瘤分为两种类型：一种是良性肿瘤，另外一种为恶性肿瘤。人们通常认为恶性肿瘤就是癌症，其实这种观点是错误的。医学上将恶性肿瘤按来源又分为两种：一种称为"癌"，是来源于上皮组织的恶性肿瘤；另一种称为"肉瘤"，是来源于间叶组织（包括肌肉及结缔组织等）的恶性肿瘤。因此，癌属于恶性肿瘤中的一种，但二者之间不能画等号。胃癌是指发生于上皮的恶性肿瘤，具有浸润性生长及容易复发和转移的特点。而胃肠道间质瘤则发生于胃肠道的间叶组织，其局部的侵袭性并不如癌肿，很少通过淋巴结转移，而是通过血液转移。

胃肠道间质瘤对常规的放化疗不敏感，外科手术切除是其首选治疗方式。分子靶向药物也可用于缩小病灶，延长患者的生存期，延迟复发，例如在电影《我不是药神》中出现的救命药的原型诺华公司的"格列卫"，化学名叫伊马替尼。胃肠道间质瘤在手术后容易复发。虽然低风险级别的胃肠道间质瘤在完整切除后有较高的 5 年生存率，但随着风险级别的增加，复发率也会相应上升。

与一般的胃癌或肠癌相比，胃肠道间质瘤往往难以在早期发现，尤其是直径小于 2cm 的肿瘤可能没有任何症状。多数患者常见的早期表现主要是消化道出血、腹痛、腹块、贫血。很多患者都是在肿瘤普查、体检或其他手术时无意中发现得了此病。

哪些人容易得胃癌？

我们经常会听到身边某些朋友得胃癌了，他原来喜欢喝酒并且经常宿醉，这时会有别人反驳"某某喝酒几十年了，现在高寿且身体健康"。这时疑问就出现了，为什么同样喝酒的人，有人会患胃癌，有人不会患胃癌？

其实患不患胃癌是多方面因素综合作用的结果，医学统称这些因素为危险因素，而具有这些危险因素的群体则称为高危人群。结合流行病学及临床实践经验，危险因素概括为以下几点。

1. 人口学因素

年龄在 40 岁以上的，且男性发病率高于女性。

2. 幽门螺杆菌感染

幽门螺杆菌感染并非是胃癌发生的充分条件，但它参与胃癌的发生过程，临床根除 HP 有助于降低胃癌的发病率。

3. 既往病

既往患有多年慢性胃病史，如消化性溃疡、萎缩性胃炎、非萎缩性胃炎等，或者长期有慢性胃病症状的，如打嗝、腹胀、反酸、消化不良、胃痛等。

4. 遗传因素

胃癌患者的一级亲属。

5. 不良饮食习惯

如不吃早餐、暴饮暴食、用餐速度快、高盐饮食、喜食腌熏制品、吃剩饭剩菜等。

6. 精神因素

身体长期处于紧张焦虑、抑郁、疲劳等状态。

7. 地域性影响

某些地区发病率高，人群聚集性发病，可能与该地区的饮用水或地质等环境因素有关。

危险因素

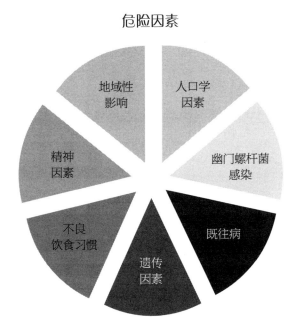

?011问

年轻人不容易得胃癌吗?

胃癌的发病率在各个年龄段有显著的差异,< 35 岁处于较低水平,≥ 35 岁快速上升,于 80~84 岁达到高峰,≥ 85 岁有所下降。胃癌多见于中老年人,原因主要有以下几点。

(1)机体免疫功能减弱。

(2)癌症有一定潜伏期,这个过程时间较长,这样使胃癌患者看起来年龄较大。

(3)年龄大的患者接触致癌因素的机会较年轻人多,比如吸烟的年限越长,患癌的概率就越大。

(4)中老年人的胃癌可能与慢性炎症有关。

因此,很多人都认为胃癌是一种"老年病",跟年轻人没什么关系。尽管公众的健康意识越来越强,但有些年轻人常常认为,自己年轻、身体好,"胃癌"绝不可能发生在自己身上。但现实是,近年来的调查发现,胃癌越来越年轻化!胃癌是一个与生活、饮食习惯等息息相关的疾病,当代年轻人很多都存在饮食不规律、喜食煎炸烧烤食物、熬夜等不良生活习惯,这些都是引起胃癌的危险因素。而且年轻人即使出现胃不舒服,也多会认为只是吃坏了肚子,并不重视。所以,年轻人应注意避免不良的生活方式和饮食习惯,不要以为自己年轻就可以肆无忌惮,一旦发现身体不适,不能随意服用一些药物,应该尽快去医院做相关检查,做到早发现、早诊断、早治疗。

胃癌会遗传吗?

　　不免会有人想问,胃癌是遗传病吗? 它会遗传吗?

　　胃癌具有家族发病聚集倾向性,同时有数据统计发现有一部分类型的胃癌患者,与其有血缘关系的一级亲属的胃癌发病率比没有血缘关系的人要高出 4 倍,其中一级亲属关系包括父母、子女、兄弟姐妹。但并不是所有的胃癌都有遗传倾向,极少一部分胃癌会受遗传因素影响。其中如弥漫性胃癌就是一种明确基因(CDH1、CTNNA1)突变的遗传性胃癌,它在胃癌的发病中占比较低,只有 1%~3%,但其恶性程度较高,预后差。而且遗传只是增加患癌风险,携带变异基因也不一定就会导致癌症发生。如果具有遗传倾向的,应该定期体检,尽早进行筛查和风险评估。

胃癌会传染吗?

　　许多人可能会产生这样的疑虑,因此惧怕接触胃癌患者,甚至歧视胃癌患者。但依据现有的医学研究,并没有足够的证据证明胃癌会传染。

绝大多数癌症的发生是多种因素共同作用的结果，诱发癌症的主要因素包括地域、不良饮食及生活习惯、遗传因素、癌前病变等，并不包含传染因素。

临床上的传染病是指由于多种病原体导致的，可以在人与人、人与动物之间进行相互传播的一种感染性疾病。传染病发生的过程一般要具备传染源、传播途径，以及易感人群这三个环节。胃癌本身是因为细胞在各种因素的影响下发生了癌变，由于胃癌自身疾病的特性，并不能达成上述的传染条件。

但值得一提的是，就像我们前面所说的胃癌与幽门螺杆菌感染存在关联，而幽门螺杆菌是可以传播的，虽然幽门螺杆菌感染并不意味着一定会发生胃癌，但是注意预防幽门螺杆菌感染和积极治疗幽门螺杆菌感染对于预防胃癌也有一定的积极意义。

胃癌有哪些症状？

胃癌作为消化道恶性肿瘤，会有癌症常见的症状如消瘦、乏力等，也会有消化道的相关症状如消化不良、呕血等不适。具体如下。

1. 腹胀不适、消化不良

这些症状多见于胃癌早期，有腹胀不适、上腹隐痛、反酸嗳气等类似胃炎、胃溃疡的症状。在出现这些症状时，很多患者不予重视，不就医或选择自行服药，往往会耽误病情。

2. 恶心、呕吐、吞咽困难

许多患者会因肿瘤导致胃功能紊乱，而出现无明显诱因下的恶心、呕吐，程度或轻或重。当肿瘤位于胃入口（贲门），累及食管下段时，患者可能会出现进食哽咽感，甚至吞咽困难，或者进食后短时间内就会将刚刚吃入的食物吐出。当肿瘤位于胃出口（幽门）时，患者会感到中上腹胀满，如果伴有幽门梗阻，患者会呕吐出之前吃入的已经酸臭腐败的食物。

3. 呕血、黑便

胃癌若是伴有消化道出血，可能出现呕血、黑便等症状。一旦出现呕血、黑便，应及时就医，明确诊断。

4. 消瘦、乏力、贫血

胃癌属于消耗性疾病，会消耗患者体内的营养能量，患者会有乏力、贫血、消瘦等症状。当这些症状较轻时，可能会被认为是工作生活劳累导致。当身体出现明显的乏力、暴瘦、甲唇苍白等症状时，应及时就诊，明确病因。

除上述症状外，随着胃癌的进展可能还会出现腹部包块、腹水、淋巴结肿大等症状。如果胃癌侵袭肝脏，可能引起右上腹胀痛。若胃癌压迫胆总管，则可引起黄疸或发热。肿瘤侵袭胰腺，可出现背部放射性疼痛。胃癌腹膜转移，可出现腹腔积液。胃癌转移至肺可引起咳嗽、呃逆、咯血。胃癌累及胸膜可因胸腔积液而发生呼吸困难等不适。

胃癌的许多症状在其他良性疾病中也能看到，当出现上述症状时，大家应该及时就医，明确病因及诊断。

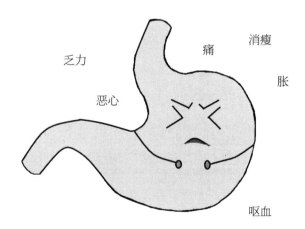

胃癌会转移吗？

早期胃癌发生转移的可能性较少，而进展期胃癌容易发生转移。癌细胞可以从原发病灶通过各种途径到达其他部位继续生长。那么胃癌的转移途径有几种呢？

1. 淋巴转移

淋巴转移指癌细胞穿过淋巴管壁，随淋巴液被带到淋巴结，并且以此为中心生长出同样肿瘤，通常循序渐进，也可以发生跳跃式转移。

2. 直接浸润蔓延

癌细胞直接侵犯邻近的器官、组织或者淋巴结。如贲门胃底癌易侵及食管下端，胃窦癌可向十二指肠浸润。

3. 血行转移

血行转移常发生在晚期，癌细胞可以通过血液回流向其他部位转移，如肝、肺、骨等器官。

4. 种植转移

由于肿瘤侵破浆膜层或者检查、手术等治疗导致肿瘤细胞脱落,可在腹腔浆膜或脏器浆膜种植形成转移性病灶。如直肠转移、膀胱转移、直肠前凹转移,女性可发生卵巢转移性肿瘤。

胃癌如果发生转移有哪些症状?

既然前面说了胃癌有可能发生转移,那常见的转移部位有哪些,又会出现哪些症状呢?

1. 淋巴结转移

淋巴结转移是胃癌的主要转移途径,我们可以再看下胃的结构,一般若为贲门癌,则容易发生贲门周围淋巴结转移;若为胃或胃小弯肿瘤,转移部位多位于胃小弯侧;胃窦癌首先转移到幽门上,其次转移到胃的大弯上,最后可能转移到肝门、腹主动脉旁淋巴结。另外就是胃癌容易出现体位性转移,最常见的转移是左侧锁骨上淋巴结,尤其是左侧淋巴结。了解了不同部位的胃癌容易发生哪些转移,再来看看这些部位的转移会出现哪些症状呢? 伴有腹腔淋巴结转移的有可能会导致腹部的疼痛，或者伴有后背部位的疼痛，主要是由于肿瘤组织的侵犯及压迫神经所引起的。而锁骨上淋巴结转移可以出现局部的淋巴结肿大，并伴有肿胀及疼痛。

2. 肝转移

肝脏是最常见的胃癌转移器官之一，超过 40% 的胃癌会发生肝转移。胃癌肝转移常起病隐匿，且为多发性转移，同时常伴有远处转移，预后极差，是胃癌患者死亡的最主要原因之一。它可以表现为肝肿大、黄疸、疲劳、食欲不振、体重下降、发热、皮肤瘙痒、下肢浮肿和腹胀腹痛等。

3. 肺转移

约有 30% 的胃癌会发生肺转移。早期通常无症状或症状不明显，而且较少出现血痰。后期症状有咳嗽咳痰、气短、咯血及胸痛。胃癌出现肺转移常提示病情已进入晚期。

4. 骨转移

胃癌骨转移发生率也不高，常发生于晚期胃癌，预后差。可表现为疼痛、骨折、高钙血症、活动障碍或受限、血象低下等。

5. 脑转移

胃癌转移到脑膜少见，多为胃癌进展的终末阶段，预后极差。可表现为头晕头痛、恶心呕吐、神志异常等。

6. 卵巢转移（库肯伯格瘤）

在所有消化道肿瘤中，胃癌最易发生卵巢转移，属于胃癌晚期病变。早期胃癌主要经淋巴途径转移，但晚期胃癌多种途径并存。卵巢转移多见于绝经前妇女，早期可无症状，后逐渐表现为双侧迅速增长的盆腔包块，同时可见阴道不规则出血或绝经后出血，还可同时有本身胃癌的症状。

7. 腹膜转移

腹膜转移是胃癌最常见的转移部位之一，可表现为血性腹水、腹胀腹痛、食欲不振等。

诊断篇

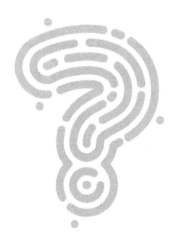

?017问

怀疑胃癌需要做哪些化验和检查？

胃癌的检查有很多，主要有血清学检查、影像学检查和内镜检查。

1. 血清学检查

血清学检查就是抽血做的检查，主要包括肿瘤标志物检测、血清胃蛋白酶原检测、血清胃泌素 17 检测，其中肿瘤标志物中的癌胚抗原、CA199、CA724 在胃癌的诊断中具有一定的价值，后面我们会细说。另外胃蛋白酶原比值低、血清胃泌素 17 水平高，我们认为是胃癌的高危因子，也就是患胃癌的危险性大。

2. 影像学检查

影像学检查包括上消化道的 X 线钡餐检查、CT 检查、磁共振检查及全身 PET-CT（正电子发射计算机断层显像）检查等。X 线钡餐检查是受检者将作为造影剂的钡剂喝下后进行的 X 线检查，可以大概观察到食管、胃、十二指肠的一些情况，虽然这个检查简单、价廉，患者痛苦小，但是它的敏感性较低，只能作为一种筛查手段。而 CT、磁共振、PET-CT 更多应用于判断有无局部侵犯、远处转移及确定肿瘤分期，术前评估、术后随访等，在早期诊断中价值有限。

3. 内镜检查

胃镜及其病理活检则是金标准，是诊断早期胃癌最准确、最有效的方法，因此针对高风险人群，我们更建议进一步行胃镜检查以明确诊断。

另外我们之前讲过幽门螺杆菌感染也是一个高危因子，关于它的检测也在胃癌高风险人群筛查中具有重要的作用。幽门螺杆菌主要通过呼气试验和胃镜活检来检测，前者就是我们常说的"吹气"。可能很多人觉得既然吹口气就能知道结果，而做胃镜会有不适感，那都"吹气"就行了。而事实上呼气试验虽然简单易行，但其准确性跟胃镜活检还是有差距的，所以要做哪种检查还是要听医生的，医生会根据患者不同的情况和需求来选择合适的检查。

肿瘤标志物高就是得癌症了吗？

不一定，肿瘤标志物有假阳性，所以肿瘤标志物高未必就是得了癌症。反过来讲，肿瘤标志物正常也不能排除得癌症的可能。如癌胚抗原，它是腺癌制造的糖蛋白，在胃癌、肺癌、大肠癌、乳腺癌、胰腺癌等肿瘤的诊断中具有一定价值，但吸烟者、妊娠妇女、心血管病患者、糖尿病患者中也有一部分的血清癌胚抗原会升高，所以我们一般会将肿瘤标志物用于高危人群的筛查，或者评估肿瘤的治疗效果，而作为诊断依据时往往需要结合影像学检查、内镜检查等。既然了解了这些，当体检发现肿瘤标志物高的时候就不用被吓到了，本身肿瘤标志物在部分正常人群或良性疾病中也会升高，另外不同的医院因为选择的检测方法不同也会影响检测结果而出现差异，所以此时我们需要结合影像学、内镜，甚至病理活检等检测手段来进行判断，并做好定期复查，如果检测结果有持续增高的趋势，则需要进行更精密的检查。

哪些肿瘤标志物与胃癌相关？

我们先来了解一下肿瘤标志物。恶性肿瘤细胞会产生各种不同的物质，如激素、蛋白质、酶等，而人体也会对肿瘤发生反应而生成一些物质，或者使某些物质的量异常增多，而我们用各种方法检测它们在血液或体液中的含量，就出现了肿瘤标志物的概念，这里我们来讲讲与胃癌相关的一些肿瘤标志物。

1. 癌胚抗原

癌胚抗原是一种糖蛋白，主要存在于直肠、结肠癌组织和胚胎肠黏膜上。作为一种广谱的肿瘤标志物，它与消化道恶性肿瘤密切相关，如大肠癌、胰腺癌、胃癌、食管癌、胆囊癌等，也与肺癌、乳腺癌、甲状腺髓样癌等存在关系，在部分良性疾病如直肠息肉、结肠炎、肝硬化等也会有不同程度的升高，甚至如前面提到的吸烟者、妊娠妇女、心血管病患者、糖尿病患者中也有一部分升高的。除了血液中，癌症患者的胸水、腹水、分泌物中的癌胚抗原也常常升高。

2. CA199

CA199 是一种黏蛋白型的糖类蛋白，分布于正常人胰腺、胆囊、肝、肠和正常成年人胰腺、胆管上皮等处。迄今其是胰腺癌敏感性最高的标志物，其次胃癌的阳性率为 25%~60%，另外结直肠癌、胆囊癌、胆管癌等的阳性率也较高，而慢性胰腺炎、胆石症、肝硬化、糖尿病患者中也会有不同程度的增高。

3. CA724

CA724 是目前诊断胃癌的最佳肿瘤标志物之一，对胃癌具有较高的特异性，阳性率为 65%~70%，另外其他消化道肿瘤、肺癌、乳腺癌、卵巢癌也有一定的阳性率。

针对胃癌，我们常常联合癌胚抗原、CA199、CA724 来进行监测。另外如 CA50、CA125、CA242 等也有一定的阳性率。

什么时候需要做胃镜?

前面已经讲过高风险人群需要行胃镜检查,那具体要多久做一次呢?我们可以参考我国国家消化系统疾病临床医学研究中心提出的"新型胃癌筛查评分系统"来将胃癌筛查出来的人群进行打分,然后对号入座,根据具体的分值来选择推荐的做胃镜频率(表1)。

1. 胃癌高风险人群(17~23分)

胃癌发生风险极高,强烈推荐胃镜精查,建议每年行胃镜检查。

2. 胃癌中风险人群(12~16分)

有一定胃癌发生风险,推荐胃癌精查,建议每2年行胃镜检查。

3. 胃癌低风险人群(0~11分)

胃癌发生风险一般,可定期随访,建议每3年行胃镜检查。

表 1　新型胃癌筛查评分系统

变量		分值
年龄（岁）	40~49	0
	50~59	5
	60~69	6
	> 69	10
性别	女性	0
	男性	4
幽门螺杆菌感染	否	0
	是	1
胃蛋白酶原 Ⅰ / 胃蛋白酶原 Ⅱ	≥ 3.89	0
	< 3.89	3
血清胃泌素 17（pmol/L）	< 1.50	0
	1.50~5.70	3
	> 5.70	5
总分		0~23

呼气试验可以代替胃镜检查吗？

　　呼气试验，是一种检测胃内是否存在幽门螺杆菌感染的检查方法，根据用于标记的碳核素的不同，可分为 ^{13}C- 尿素呼气试验和 ^{14}C- 尿素呼气试验两种，也就是我们常说的碳 13 试验和碳 14 试验。幽门螺杆菌可以产生一种独特的酶——尿素酶，尿素酶的作用是将尿素分解为氨和二氧化碳。在检查中，当受试者服下用 ^{13}C 或 ^{14}C 标记的尿素胶囊后，如果胃中存在幽门螺杆菌，尿素就会被分解为氨和被 ^{13}C 或 ^{14}C 标记的二氧化碳，而这种带标记的二氧化碳会被小肠吸收并进入血液，进而通过肺循环被呼出来，于是，通过检测受试者呼出的二氧化碳中是否带有 ^{13}C 或 ^{14}C 标记，就能够检测出受试者的胃内是否存在幽门螺杆菌的感染了。研究证实，呼气试验是一种既安全简单，又较为准确的非侵入性检测方法，目前在临床中已经得到了广泛应用。

那既然通过吹气就能知道是否有幽门螺杆菌的感染，是不是就不需要做胃镜了呢？

首先，我们需要明确的是，呼气试验只能提示是否存在幽门螺杆菌的感染，而胃镜检查则可以清楚地看到胃内病变情况，精确测定病灶的大小、深度，并且可以钳取组织进行病理学检查，是胃炎、胃溃疡、胃癌等多种上消化道疾病诊断的"金标准"。其次，不同的疾病状态会影响呼气试验的结果，例如前面提到的老年人就很容易出现假阴性结果，或者受试者没有空腹，胃中有食物时，口服的尿素胶囊难以与胃黏膜接触，会影响检测结果。抗生素、铋剂、质子泵抑制剂等药物都对幽门螺杆菌有抑制作用，如果检测前没有充分停药，那么对检测结果也会产生一定的干扰。因此，当检测提示存在幽门螺杆菌感染时，建议到医院就诊，进一步评估是否需要进行胃镜检查。

胃镜有哪些类别?

　　虽然知道了胃镜检查的准确性和必要性，但很多人对胃镜还是怀有恐惧、害怕的心理，那我们来了解一下胃镜吧！

　　最早的胃镜是 1868 年由德国人库斯莫（Kussmaul）观看吞剑表演时得到启发而研制出来的，当时只是一根尖端装有软塞的金属直管，并不实用。后来经过改进，研制出了半可曲式内镜，镜身由硬管部和软管部组成。再后来发展到了纤维内镜，实用性大大提高。1983 年发明的电子内镜则将消化内镜推到了一个全新的阶段。1999 年又诞生了胶囊内镜，受检者只要清肠后将这颗"胶囊"吞下去，它就开始工作了，这颗"胶囊"会在人体消化道的旅途中不断地拍照，一直到随粪便排出体外，虽然胶囊内镜安全性高，无不适感，而且干净卫生，但是它价格高，"胶囊"随消化道运动的过程中存在一定的盲区，不能做活检和治疗，还是无法替代胃镜检查。

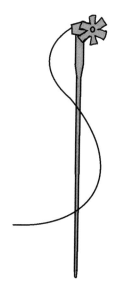

　　还有一种超声胃镜，它是将超声波和胃镜相结合，在普通胃镜的基础上还可以观察到食管和胃深层的病变，而且可以帮助医生判断胃癌侵犯的深度和周围淋巴结转移的情况。可以说

是胃镜的升级版。

现在害怕做胃镜的人又多了一个选择：无痛胃镜。受检者会在检查前被注射一定剂量的麻醉药，进入睡眠状态，一觉醒来胃镜已经做完了。它大大减轻了受检者的紧张和不适感，但是并不是所有的人都能做无痛胃镜，这个需要麻醉师进行术前评估，高龄或有一些基础疾病的患者，发生意外的风险较大，不适合做无痛胃镜检查，而且无痛胃镜必须有家属陪同。

胃镜是通过内镜来对胃腔内部进行观察，并能取出部分组织，通过显微镜进行检查和诊断。它不仅是一种检查手段，还能做很多治疗，比如胃镜下行胃息肉切除，早期胃癌的内镜根治术、内镜下止血等。

了解了胃镜，就知道其实它也没那么可怕。我们可以根据自身情况，在医生的指导下，选择适合自己的检查。

什么是活检?

我们经常提到活检，那活检到底是什么？为什么要做活检？

活检的全称是活体组织检查，它是最具有诊断意义的检查，所以我们常称之为"金标准"。活检有很多方式，做胃镜时我们可以用活组织钳钳取部分组织进行检查；当发现体表有肿块或者淋巴结肿大时，我们可以通过小手术，切取体表病变的部分组织进行检查；当怀疑胃癌转移到肝脏、肺、腹腔等部位时，我们可以在超声或 CT 的帮助下用穿刺针抽取部分组织进行检查；当晚期的患者出现胸水、腹水时，我们可以通过穿刺抽取部分液体进行检查；当手术时，我们可以将手术切除的组织进行检查，甚至还有一种"快切"，就是手术中直接做组织冰冻切片，然后交给病理科医生进行观察诊断，短时间内就能知道结果，决定接下来的手术方案。

可见活检的应用非常广泛，它是根据肉眼观察标本结合镜下观察病变组织结构、细胞形态而做出的疾病诊断，所以准确率更高，往往作为诊断疾病和医生制定下一步治疗方案的重要依据。

PET-CT 的优缺点有哪些？

PET-CT 全称为正电子发射计算机断层显像，是 PET（正电子发射断层显像）和 CT（计算机断层显像）有机结合的显像系统。它将 18F-FDG（氟代脱氧葡萄糖）这种显像剂注射到人体内，恶性肿瘤因其生长迅速、代谢旺盛，对这种带有放射性同位素的葡萄糖高摄取，显示代谢明显活跃，于是我们通过这些数值来了解病变情况，用来寻找全身原发病灶和转移病灶，指导肿瘤分期，还能用于判断治疗效果。它的优点是可以全面定位和发现病灶，而且检查简单、方便，患者容易接受。但是也有缺点，比如有辐射、价格昂贵，存在一定的假阴性，特别是脑内转移的灵敏度低。对于高度怀疑脑转移而且 PET-CT 检查阴性的患者，我们建议进一步行增强磁共振检查。

因为 PET-CT 的这些特点，一般不把它作为常规检查，而当怀疑有恶性肿瘤，普通检查又找不到原发灶时或者手术前需要了解是否有远处转移等情况时，可以将 PET-CT 作为推荐的检查手段。

胃癌怎么分期？

我们经常会提到癌症分期，那什么是分期，胃癌是怎么分期的呢？

胃癌患者常常会问自己是早期、中期还是晚期的。其实在医学上我们常用的是 TNM 分期，其中 T 代表原发性肿瘤的范围，脏器的浸润深度，胃壁由内而外分为四层，T1~T4 代表的就是胃癌由内而外浸润的深度；N 代表是否存在肿瘤邻近区域淋巴结转移及其程度，转移淋巴结的数量用 N1~N3 来表示；M 代表远处器官的转移情况，M0 代表无远处转移，M1 则代表有远处转移。

胃癌的分期我们可以参考表 2，分为 Ⅰ ~ Ⅳ 期，相当于早、中、晚期，而医生也是根据这些不同的分期来制订不同的治疗方案，评判患者的预后。

表 2　胃癌分期

	N0 0	N1 1~2	N2 3~6	N3 ≥ 7
T1：固有层、黏膜 肌层、黏膜下层	ⅠA	ⅠB	ⅡA	ⅡB
T2：肌层	ⅠB	ⅡA	ⅡB	ⅢA
T3：浆膜下层	ⅡA	ⅡB	ⅢA	ⅢB
T4a：浆膜	ⅡB	ⅢA	ⅢB	ⅢC
T4b：邻近结构	ⅢB	ⅢB	ⅢC	ⅢC

Ⅳ期：任何 T，任何 N，只要出现 M1。

注：N 下面的数字表示区域淋巴结转移的个数；T 表示肿瘤侵犯的深度。

026问

胃癌要做基因检测吗？

我们现在经常会听到基因检测，那什么是基因检测？胃癌需要做基因检测吗？

基因检测是通过血液、其他体液或细胞对 DNA 进行检测的技术，比如通过抽血检验，分析血液里的癌细胞或癌细胞释放的 DNA 用于检测；通过内镜或肿瘤

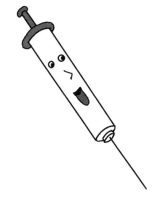

穿刺活检术获取组织进行检测；通过手术取样进行检测。然后找出突变的基因，看有没有针对这种基因突变的药物，也就是我们说的"靶向治疗"，从而制定精准的治疗方案。但单纯通过靶向药物治疗也是远远不够的，还需要结合手术、化疗、放疗、免疫治疗等，基因检测是精准医疗的重要手段。

收到的基因检测报告要怎么看呢？它一般会提示我们哪种基因产生了突变，以及针对这种基因突变目前有哪些可用的靶向药物，根据报告结果医生会选择合适的药物来进行治疗。

对于胃癌，我们经常会检测癌基因 HER-2（人表皮生长因子受体 2）的表达，如果做出来是阳性的，可以使用赫赛汀这类药来抑制 HER-2 基因。

治疗篇

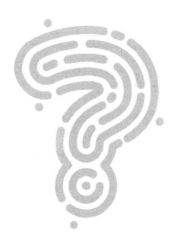

027问

与胃癌相关的疾病如何治疗？

与胃癌相关的疾病包括胃息肉、胃溃疡、胃炎等。治疗方法因病情不同而异，一般包括以下几种。

1. 药物治疗

对于轻度的胃炎和胃溃疡，可以通过口服抗生素、抗酸药等药物来缓解症状和促进愈合。对于胃息肉，如果体积较小且无恶性变化的风险，可以定期随访观察。

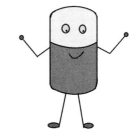

2. 内镜治疗

对于较大或有恶性变化风险的胃息肉，可以通过内镜下切除术进行治疗。对于胃溃疡，也可以通过内镜下止血或注射药物等方法进行治疗。

3. 手术治疗

对于恶性胃肿瘤或无法通过内镜治疗的疾病，需要进行手术治疗。手术方式包括全胃切除术、部分胃切除术等。

4. 综合治疗

对于晚期胃癌患者，可以采用放疗、化疗、靶向、免疫等综合治疗方法来缓解症状和延长生存期。

5. 中医治疗

中医能有效缓解胃癌相关疾病的症状，包括中药及针灸、推拿、火罐等中医适宜技术。

总之，针对不同的胃部疾病，需要根据具体情况选择合适的治疗方法，并在医生的指导下进行治疗。同时，定期体检和注意饮食卫生也是预防胃部疾病的重要措施。

胃癌能治愈吗？

胃癌是一种常见的恶性肿瘤，早期发现和治疗可以提高治愈率。但是，如果胃癌晚期被发现，治愈率会大大降低。因此，预防和早期诊断非常重要。

治疗胃癌的方法包括手术、放疗、化疗、靶向治疗、免疫治疗及中医药治疗等。手术是主要的治疗方法，早期发现的胃癌可以通过手术切除来治愈。对于晚期胃癌，中医药联合西医综合治疗可以缓解症状和延长生存期。

总之，预防和早期诊断是治疗胃癌的关键。我们应该保持健康的生活方式，定期进行体检，及早发现和治疗胃癌。

胃癌有哪些治疗方法？

随着西医学的不断发展，癌症的治疗方法也在不断进步，所以我们不应再谈癌色变。对于胃癌，目前最主要的治疗方法有以下几种。

1. 手术治疗

手术仍是胃癌目前的主要治疗手段，也是目前唯一可能将胃癌治愈的方法。

2. 化疗

化疗也是胃癌的主要治疗手段之一，可以消灭可能存在的无法手术切除的微小转移灶，提高胃癌的治愈率，延长患者生存期。对于一部分中晚期胃癌，直接手术切除难度较大，可以先行术前新辅助化疗，让原本有手术切除难度的胃癌有了有效切除的机会，并及早控制远处转移。对于晚期无法手术的胃癌患者，可以通过化疗控制肿瘤的进展，缓解临床症状，提高生活质量，延长生存期。

3. 放疗

放疗也是胃癌的主要治疗手段之一，对于很多无法手术根治的胃癌患者，放疗就可以有效地帮助消灭手术区域及区域淋巴结的残留病灶。对于晚期转移的胃癌患者，放疗也能起到很好的局部治疗作用，比如胃癌骨转移患者，对骨转移病灶进行局部放疗可以起到很好的缓解局部骨痛的效果。

4. 靶向治疗

在目前个体化精准治疗的时代，靶向治疗越来越得到重视。对于胃癌来说，HER-2 是个很重要的基因，凡是基因检测显示 HER-2 阳性的胃癌晚期患者，化疗联合靶向 HER-2 的药物（如曲妥珠单抗）与单纯化疗相比，有更好的治疗疗效和更长的生存期。

5. 免疫治疗

最近几年免疫治疗在肿瘤的治疗中越来越受到青睐，其中程序性死亡受体 -1（PD-1）/ 程序性死亡受体配体 -1（PD-L1）抑制剂是最重要的选择。对于经化疗、放疗及靶向治疗后仍效果不佳的晚期胃癌患者，免疫治疗是个不错的选择，免疫治疗联合化疗和靶向治疗在晚期胃癌的治疗中越来越受到重视。

6. 中医药治疗

中药及中医适宜技术等在肿瘤治疗中可以有效缓解化疗、放疗等治疗手段带来的副作用，提高患者免疫力，有效改善患者的生活质量。

最后，胃癌要选择哪种治疗方法，要具体问题具体分析，必须经过完善和全面的检查和评估后做出选择。

胃癌都要做手术吗?

一般来说，目前胃癌最优的治疗方法就是手术，也是唯一能够将胃癌彻底治愈的方法，但是，不是所有的胃癌患者都适合手术。早期胃癌是可以手术切除的；但是一些进展期局部晚期胃癌，一般不首选手术治疗，此类患者应首选新辅助化疗、靶向治疗、免疫治疗等综合治疗手段，使肿瘤缩小到能合适手术切除时再考虑手术治疗。另外晚期胃癌可根据病情需要选择施行姑息性手术。如果是胃癌伴多发转移已无法根治切除，则没必要再行手术治疗，化疗、靶向、免疫等综合治疗则是首选治疗方法。

总之，能够手术切除的胃癌应尽早手术切除治疗；不能手术切除的进展期、晚期胃癌，在化疗、靶向治疗、免疫治疗后，能达到手术要求的也应手术治疗；至于无法手术切除的晚期多发转移性胃癌，则没必要勉强行手术治疗。

胃癌的手术方式有哪些类型？

手术作为胃癌最主要的治疗方法之一，包括了几种手术方式和类型。胃癌的具体分期如何，是决定选择哪种手术方式的主要因素。具体来说就是根据肿瘤的大小、浸润深度、侵犯周围组织器官的程度及淋巴结转移情况等来酌情选择合适的手术方式。

1. 内镜下肿瘤切除术

顾名思义，该手术是在胃镜的指导下完成的肿瘤切除手术。这类手术适合用于胃癌病灶浸润深度较浅（T1a 肿瘤侵犯固有层，黏膜肌层），没有周围淋巴结转移（N0）及远处转移（M0）的早期胃癌（cT1aN0M0）。根据操作方式及切除范围的不同，内镜下胃癌切除术又可分为内镜下黏膜切除术（EMR）和内镜下黏膜剥离术（ESD）。内镜下胃癌切除术具有创伤性小、术后恢复快的优点，但是也会因为术前分期不够精准导致切除不彻底，需要转行腹腔镜或者开腹下胃癌根治术来补救。

2. 开腹下胃癌根治术

开腹下胃癌根治术是胃癌手术中最传统的方式，顾名思义就是将腹腔通过一个 15~20cm 的切口打开，将肿瘤部位充分暴露，在直视下完成肿瘤的切除和消化道的重建等手术操作。随着肿瘤外科的不断发展，许多微创手术方式不断涌现，很多开腹手术已经被微创的腹腔镜手术所替代，但是对于肿瘤分期偏晚，严重腹腔粘连等腹腔镜下难以完成的手术，还是应该采取传统的开腹方式。

3. 腹腔镜下胃切除术

腹腔镜下胃切除术是最近 20 年来逐渐发展成熟的一类微创手术方式，也是目前胃癌根治术主要的手术选择方式。该手术具有创伤小的特点，可加快术后恢复、缩短住院时间。

4. 机器人辅助下胃肿瘤切除术

机器人辅助下胃肿瘤切除术是最近几年才开始兴起的，其基本的技术理念与微创腹腔镜手术类似，严格来讲，可将其看作腹腔镜手术大类中的一种，只是许多由人完成的动作，现在由计算机控制下的机器人来精准无误地完成，从而使手术操作更精准，创伤更小，但是手术的花费也更高。

胃癌都要化疗吗?

　　在回答这个问题前，先要弄清楚何为化疗？化疗，顾名思义，就是化学治疗的简称，与手术及放疗共同构成了肿瘤治疗的三大传统手段。手术和放疗属于肿瘤的局部治疗，只是对肿瘤的局限性病灶起到较好的治疗作用，对于那些有潜在转移风险的或者已经确诊有转移的肿瘤，手术和放疗的作用就难以充分发挥了。而化疗属于全身性的治疗手段，通过不同的给药方式（主要为口服、静脉和腔内灌注）将化疗药物经血液循环系统送达全身绝大部分器官和组织，从而达到杀伤肿瘤细胞的作用。

　　讲清楚了何为化疗后，现在再来回答开头的问题，胃癌都要化疗吗？答案是大部分胃癌需要化疗，但并非所有胃癌都需要化疗。具体来说，早期胃癌没有高危的复发和转移因素者，不需要辅助化疗巩固，术后定期随访复查就可以了。而对于有高危复发和转移因素的早期胃癌及中期胃癌，术后都需要进行规范的辅助化疗来巩固治疗，以防出现复发和转移；某些胃癌发现时虽没有远处转移，但其浸润较深，直接手术切除难度较大，需要术前给予化疗使肿瘤缩小，帮助达到完全手术切除的目的，此时的化疗称为新辅助化疗；已有远处转移的晚期胃癌，化疗是其治疗的主要手段，此时的化疗称为姑息性化疗。

医生说化疗前要"埋管"是什么意思?

　　"埋管",专业术语称为"中心静脉置管",简单地说就是在身体的某个部位留置一根针。置管类型目前常见的有三种,包括经外周静脉穿刺中心静脉置管(PICC)、深静脉穿刺中心静脉置管(CVC)和完全植入式静脉输液港(PORT)。这三种方法都可以提供静脉输液通路,避免反复穿刺血管,减少反复穿刺带来的疼痛及化学药物对血管的刺激,降低化疗药物外渗的可能性,保护好化疗患者珍贵的血管。如遇到紧急情况,也可以直接使用。而且,留置的导管一般不易脱出,方便患者的活动。

　　那现在就让我们来了解一下三种置管的区别。

1. 经外周静脉穿刺中心静脉置管(PICC)

　　置管部位:通常在手肘的肘正中静脉部位,也可选择贵要静脉、头静脉。

　　留置长度:一般长度为 55~65cm。

　　留置时间:一般为 7 天至 1 年。

　　维护时间:一般情况下是 7 天一次,如有贴膜松脱,穿刺部位渗血等现象,应及时告知医护人员。

2. 深静脉穿刺中心静脉置管（CVC）

置管部位：通常在颈部或锁骨下方 1.5cm，选择颈内静脉或锁骨下静脉。也可以在腹股沟部位选择股静脉。

留置长度：一般置管长度为 13~15cm。

留置时间：一般为 15~30 天。

维护时间：和 PICC 一样，一般情况下也是 7 天一次，如有贴膜松脱，穿刺部位渗血等现象，应及时告知医护人员。

3. 完全植入式静脉输液港（PORT）

通过手术完全植入人体内的闭合输液装置，包括尖端位于上腔静脉的导管部分及埋植于皮下的注射座。

留置时间：可长期使用，适合 6 个月以上的治疗。

维护时间：一般情况下是 1 个月一次，如有贴膜松脱，穿刺部位渗血等现象，应告知医护人员。

这三种置管方式，费用上 CVC < PICC < PORT；但感染风险 CVC > PICC > PORT。

为什么有的手术前需要化疗？

术前的化疗称为新辅助化疗，其作用和意义有以下几点。

第一，术前新辅助化疗可以使肿瘤缩小，更有利于手术的完整切除；第二，对于已经存在淋巴结转移的无法根治切除的胃癌，术前新辅助化疗可以控制淋巴结转移病灶，使原来无法手术根治切除的胃癌变得有可能完全切除，提高了根治术切除率；第三，新辅助化疗可以使肿瘤的活性降低，在后期的手术切除时不易发生播散转移，降低因手术因素造成的转移发生率。

术前化疗会不会耽误手术的时间？原本可以尽早手术的胃癌患者因为术前化疗的原因而推迟，其间会不会发生肿瘤进展甚至转移呢？这个可能性是完全存在的，在化疗的同时要密切监测胃癌病灶的变化，一旦发现胃癌能够被完全根治切除时，应果断地立即实施手术。

胃癌常用化疗药物有哪些？

肿瘤细胞对不同化疗药物的敏感性是不同的，在胃癌的长期临床实践中，我们发现了一些对胃癌细胞较为有效的化疗药物，分类介绍如下。

1. 铂类

主要包括顺铂和奥沙利铂。铂类是当前胃癌化疗时最常用的药物。该类药物主要通过抑制肿瘤细胞 DNA 的复制和转录，从而影响细胞的增殖来达到杀伤肿瘤细胞的作用。顺铂主要副作用为肾脏毒性、耳毒性、消化系统反应及骨髓抑制等。奥沙利铂除了消化道反应及骨髓抑制等副作用外，其最主要的副作用为与用药累积剂量成正相关性的外周神经毒性，也就是奥沙利铂的使用量累积到一定程度患者会出现手足麻木等不适。

2. 氟尿嘧啶类

氟尿嘧啶类药物与铂类药物共同组合的方案是目前胃癌化疗方案中最常用的。本类药物抑制癌细胞 DNA 的合成，导致癌细胞凋亡，抑制肿瘤生长。目前临床上常用的药物有口服的替吉奥胶囊、卡培他滨片，以及静脉给药的氟尿嘧啶注射液等。其主要的副作用为骨髓抑制及恶心呕吐、腹泻等消化道症状。

3. 紫杉醇类

该类药物主要是阻滞肿瘤细胞间期和有丝分裂过程，起到抑制肿瘤生长的作用。多西他赛和紫杉醇是最常用的两种药物，其副作用主要为过敏反应，轻者面色潮红、呼吸变快，重者可出现过敏性休克，所以在使用该类药物前应注意加强抗过敏处理；其次是手足麻木的神经毒性和白细胞低下、血小板低下及贫血等骨髓抑制的血液毒性。

4. 其他

除了以上胃癌最常用的化疗药物外，还有表柔比星、丝裂霉素、伊立替康等其他化疗药物。可根据不同的化疗方案进行选择。

化疗方案是怎么定的？

胃癌的化疗方案是根据患者的具体情况和病情来制定的。选择化疗药物的依据包括患者的年龄及身体状况、肿瘤的分期、肿瘤的生物学特征等因素。

化疗方案通常分为单药治疗和联合用药治疗两种。单药治疗是指使用一种化疗药物进行治疗，联合用药治疗是指同时使用两种或两种以上的化疗药物进行治疗。联合用药治疗可以提高治疗效果，但也会增加不良反应的风险。

具体化疗方案需要由医生根据患者的具体情况来制定，包括药物的剂量、用药时间和疗程等。在化疗过程中，医生会密切监测患者的身体状况和肿瘤的反应情况，根据需要进行调整。

需要注意的是，化疗可能会带来一些不良反应，如恶心、呕吐、脱发、口腔溃疡等，需要在医生的指导下进行合理的护理和处理。

化疗时间和周期是怎么定的?

　　化疗的时间和周期是根据肿瘤细胞的生长和增殖特点及各种化疗药物的作用机理决定的。根据化疗药物的特点及肿瘤细胞的生长发展规律,经过大量的临床研究和实践,目前一般术前新辅助化疗周期数在2~4个周期,达到手术标准后应立即实施手术;术后辅助化疗周期数在6~8个周期;姑息性化疗周期一般是先进行6~8个周期的联合化疗,此后改为单药化疗维持,直至化疗失败或无法耐受,再更换化疗方案。化疗的时间间隔多数为2~4周,也有每周疗法的方案,具体要根据化疗方案中的药物剂量和胃癌具体病理类型的不同而有所差异。

　　另外,化疗是一把双刃剑,不但能杀伤肿瘤细胞,对处于分裂期的正常人体细胞也会造成伤害,对人体的免疫系统打击尤甚;经历化疗后,患者的身心都会受到创伤。所以,一定要间隔一段时间,让免疫系统得到充分修复,体力和精神状态得到恢复,才能以良好的身心状态进行下一周期的化疗,若想当然地认为,一次化疗有效就应当乘胜追击,间隔期太短地进行下一周期化疗,则会造成弊大于利的严重后果。

化疗的副作用有哪些?

化疗是治疗癌症最常用的方法之一。它利用抗癌药物杀死癌细胞,阻止癌细胞的生长和扩散。但与此同时,化疗也会对正常细胞产生副作用。下面我们来看看化疗的主要副作用有哪些。

1. 恶心和呕吐

这是最常见的化疗副作用之一。抗癌药物刺激胃肠道,导致患者出现恶心、呕吐等症状。医生通常会开止吐药来控制。

2. 其他胃肠道反应

除了恶心呕吐,化疗还可能导致腹泻、便秘等胃肠道问题。这主要是由于化疗药物影响了胃肠道的蠕动。保持饮食均衡,多食用果蔬等软食可以帮助改善。

3. 骨髓抑制

骨髓是造血的重要器官,化疗会抑制骨髓造血功能,从而导致白细胞、红细胞、血小板数量减少。这会增加感染、贫血、出血的风险。使用一些造血药物可以帮助恢复。

4. 脱发

化疗可以导致头发过度脱落。头发是快速分裂的组织，极易受到化疗药物的影响。大多数脱发是暂时的，停止化疗后头发会再生。建议使用温和的洗发水，避免头皮受刺激。

5. 疲劳

化疗患者很容易出现乏力、疲倦。这可能是由于化疗对正常细胞的毒性作用所致。合理安排作息时间，适当活动可以帮助减轻疲劳。

6. 皮肤反应

接受化疗的患者可能出现皮疹、干燥、脱皮、痤疮等皮肤问题。这是化疗药物通过血液循环所致的皮肤反应。及时使用润肤品可以缓解症状。

7. 神经病变

部分化疗药物会对周围神经产生影响，导致麻木、刺痛等神经症状。这通常在停药后可逐渐恢复。

化疗作为综合治疗手段之一，能够有效治疗癌症。但同时也需要注意它的副作用，应及时采取措施进行预防和治疗，以减轻副作用对患者的影响。通过医患密切配合，可以使化疗达到最大治疗效果。

?039问

化疗出现恶心呕吐怎么办?

　　恶心和呕吐是化疗最常见的不良反应之一。如胃癌化疗常用的铂类化疗药、伊立替康,可能使患者出现明显的恶心呕吐。这是由于化疗药物的刺激,患者的呕吐中枢会过度敏感,导致出现呕吐反射。那么,化疗患者如果出现恶心呕吐,应该如何正确应对?

　　首先,化疗前可以服用止吐类药物进行预防,这是减轻呕吐的重要措施。常用的止吐药包括昂丹司琼、地塞米松等。根据患者的具体情况,医生会开具合适的止吐药物。化疗当天,在药物输注前后需要按时服用或注射止吐药。出现轻度恶心时,可以临时增加止吐药量。如果严重或频繁呕吐,需要告知医生以评估是否需要更换其他止吐药。中药汤剂、针灸、穴位贴敷等中医药治疗也能起到很好的止呕作用。

　　此外,进食也需要注意。患者最好少食多餐,以小份、温热、容易消化的食物为主。同时多饮水,避免脱水。如果反复呕吐严重,可以暂时禁食,待症状缓解后再少量进食。

　　日常生活中,保持心情舒畅、减轻紧张情绪也有助减轻恶心感。可以试试穴位按摩、音乐放松等辅助放松方法。必要时,在医生允许

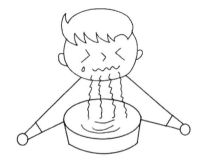

下可以使用一些中医食疗方。

化疗造成的恶心呕吐可以通过多方面综合治疗加以控制。医患沟通也很重要，及时反馈药物效果，才能得到更个性化的止吐治疗方案。

化疗出现腹泻怎么办？

化疗在治疗肿瘤的同时，药物会刺激神经，损伤肠黏膜，导致多种炎症因子的释放，从而导致一些患者出现腹泻。如胃癌化疗常用的伊立替康、铂类化疗药、氟尿嘧啶类药物，都可能使患者出现腹泻，其中伊立替康常导致严重的腹泻。那么，如果在进行化疗过程中出现腹泻，我们应该如何应对呢？

首先，注意饮食。应选择容易消化的食物，避免食用油腻、刺激性食物。同时要多饮温开水，补充水分。注意每天摄入一定量的谷物，可以给肠道提供营养。

出现腹泻时，可以暂时不吃新鲜蔬菜、水果等富含纤维的食物，等症状缓解后再增加。同时要控制乳制品的摄入量，因为乳糖难以消化。必要时可以使用无乳糖奶制品。如果腹泻持续严重，需要通知医生。医生可能会开些止泻药进行对症治疗。也可以使用一些益生菌制剂帮助调节肠道菌群。保暖也很重要，不能受凉加重腹泻。

日常生活中要注意卫生，腹泻期间勤洗手，确保食品卫生。

家里也要经常通风、消毒。出现血便或持续高热需要立即就医。保持乐观心情也有助改善。

化疗后期，医生也可能会调整化疗药物种类或剂量，减少对肠道的刺激。遵医嘱用药，并适当调整饮食及生活方式，化疗期间腹泻问题可以得到很好控制。

总之，对化疗期间腹泻，医患需要加强沟通，并从饮食、药物、生活各方面综合治疗，这样可最大限度避免腹泻影响化疗进度。

041问

化疗出现白细胞减少怎么办？

在进行化疗的过程中，许多患者会出现白细胞减少的情况。白细胞是人体重要的免疫细胞，数量减少会严重影响人体抵抗各种病原体的能力。那么，如果化疗患者出现了白细胞减少，我们该如何应对？

首先不要恐慌，短期内白细胞计数降低是化疗的常见副作用之一，通常在停药后可自行恢复。建议化疗前后定期监测血常规，如果白细胞计数低于正常值，应立即告知医生。医生会根据程

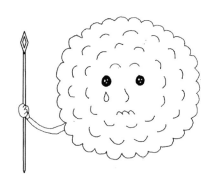

度决定是否需要减小化疗药物剂量或终止本周期化疗。

其次，严格按照医嘱服用促白细胞生长的药物，如重组人粒细胞刺激因子等，可以刺激骨髓加速产生白细胞。同时，注意保暖以激活人体免疫功能。日常可适量食用高蛋白食物，丰富的营养有助恢复。白细胞减少期间还需要格外注意个人卫生，避免感染。外出时戴口罩，避免接触污染源。家中要经常通风消毒。饮食要彻底煮熟，避免生食。出现发热、咳嗽等症状时要立即就医，必要时进行抗生素治疗。

最后，化疗期间避免到人群密集的公共场所，减少不必要的外出。等白细胞恢复正常水平后再去人多的场所。同时保持良好心态，忧虑、压力等也会对免疫系统造成影响。

白细胞减少是可以解决的化疗并发症，医患沟通与配合非常重要。遵循医生指导，采取科学的预防措施，化疗期间也可以安全地度过白细胞减少的阶段，直至治疗结束。

化疗出现贫血怎么办？

在进行化疗的过程中，由于化疗药物的作用，一些患者可能会出现不同程度的贫血现象。化疗导致的贫血主要是由于骨髓造血功能受损所致。那么，如果化疗患者出现贫血，我们应该如何正确应对？

首先，化疗前后需要定期监测血常规。一旦发现血红蛋白或红细胞指数下降，提示有贫血迹象，应及时告知医生。医生可能会根据贫血程度决定减低化疗药物剂量或推迟给药时间。

其次，根据医生建议服用促红细胞生成的药物，如促红细胞生成素等。合理补充铁剂也有助改善贫血。与此同时，调整饮食增加补铁食物的摄入量，如动物肝脏、绿叶蔬菜、豆类等。也可以适当口服一些中药补血汤剂。

日常生活中也要注意休息，避免过度疲劳。可以进行适当轻度有氧运动以改善贫血症状。同时保持乐观心态，忧虑压力会加重贫血。出现头晕、心悸、乏力等贫血症状时，要及时告知医生。必要时可以接受血液成分输注来提高血红蛋白。严重贫血还可能需要推迟后续的化疗。

化疗导致的贫血可以在医生监测下通过药物促造血、食疗、休息等获得改善。此外，还需要防范因贫血导致的感染。与医生密切配合，化疗过程中贫血症状也能够得到有效控制。

化疗出现血小板减少怎么办？

在进行化疗的过程中，部分患者可能会出现血小板计数下降的情况，这会导致出血时间延长，出现不同程度的出血症状。那么，如果化疗患者血小板减少了，该如何正确应对？

首先，化疗前后要定期监测血象。一旦发现血小板计数低于正常值，应立即告知医生。医生可能会根据结果决定减少化疗药量或终止本周期化疗，等待血小板恢复。

其次，根据医生指示合理使用促血小板生长的药物，如白介素 -11、血小板生成素等，促进血小板生成。同时丰富饮食中的补血食物，如牛肝、菠菜、红枣等，有助血小板恢复。也可以选择口服中药。

日常生活中，避免接触容易引起外伤的利器、锐角，注意保暖，不要受凉、感冒，以防血小板继续下降。出现鼻出血或皮下出血点要立即就医。

如果血小板严重减少，医生可能会给予血小板输注来提高血小板水平。当血小板持续低下时，后续化疗周期需要推迟进行。

通过医患配合，监测血常规、药物治疗及饮食调理等综合治疗，化疗过程中出现的血小板减少可以得到有效控制。这样可以保证化疗顺利进行，获得最好疗效。

化疗出现肝功能损伤怎么办？

在进行化疗的过程中，一些患者可能会出现不同程度的肝功能损伤。这主要是因为化疗药物通过血液循环进入肝脏后，对肝细胞造成一定的毒性作用所致。那么，如果出现肝功能损伤，我们应该如何应对？

首先需要监测肝功能指标。在化疗前后定期检查丙氨酸氨基转移酶、天门冬氨酸氨基转移酶等肝酶水平，还要看白蛋白、胆红素等指标。一旦发现异常，应立即告知医生。医生可能会根据结果调整治疗方案，减小肝脏负担。

接下来，根据医嘱选用一些保肝药物，如谷胱甘肽等。这可以清除机体内的自由基，降低化疗药物的毒性作用，保护肝细胞。同时，注意调整饮食，增加高蛋白低脂食物的摄入。

日常生活中要避免酗酒，因为酒精会加重肝损伤。合理安排作息，保证充足睡眠。保持积极的心态，忧虑压抑也不利于肝功能恢复。出现黄疸、腹水等肝病晚期症状要立即就诊。

肝功能损伤通常可以通过调整用药、食疗及适当的中西医结合治疗得到改善。此外，化疗间歇期也应进行一些肝功能恢复治疗。与医生保持沟通，这样化疗过程中也可以控制肝功能损伤风险。

化疗出现肾功能损伤怎么办？

化疗是治疗许多恶性肿瘤的重要手段之一。但是，长期使用化疗药物也可能给肾脏带来一定损伤。如胃癌化疗中可能用到的顺铂，就有可能影响肾功能。如果在化疗过程中出现肾功能下降的状况，需要及时采取一些措施。

首先，需要了解肾功能下降的程度。医生评估肾功能经常用到肾小球滤过率这个指标。一般来说，正常的肾小球滤过率大于或等于 90mL/min，轻度损伤是肾小球滤过率为 60~89mL/min，中度损伤为 30~59mL/min，重度损伤小于 30mL/min。通过检测血中肌酐和尿中蛋白量可以评估肾脏滤过能力的下降程度。

　　肾功能的保护重在预防损伤。对于大剂量顺铂化疗，医生会给予"水化"处理，即注射顺铂前后给予大量输液加利尿，以减轻顺铂对肾脏的损伤，保护肾功能。如果发现肾功能仅轻微下降，首先需要口服足量的水以增强肾脏的清除能力。同时可以适当调整化疗药物用量，或延长化疗间隔，给肾脏一个恢复的机会。如果下降程度更重，就需要暂停化疗，以给肾脏一定的康复时间。

　　另外，使用一些保护肾脏的中西药物也有助于延缓或减少化疗对肾功能的损伤。如果肾功能持续恶化，应及时与医生沟通，进行相应的治疗，并停止或更改后续治疗方案。

　　总之，一旦发现化疗期间出现肾功能下降，要及时进行评估、保护和恢复肾脏功能。而且在化疗过程中，要时刻注意饮食和休息。只有保留良好的肾功能，才能让化疗取得最佳的疗效。

化疗都会掉头发吗？

　　很多人都有误解，认为任何化疗都会导致头发脱落。实际上，是否掉发与化疗所使用的药物类型和剂量大小有很大关系。

对于胃癌中常用的化疗药物来说，使用紫杉醇类药物的患者，脱发概率为40%~50%。但是脱发的严重程度与药物剂量也存在一定的关系。使用氟尿嘧啶类药物治疗的患者，脱发可能性很低，不超过20%。此外，化疗药物的给药方式也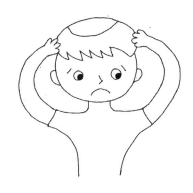关系到脱发的可能性。口服药物的影响较小，静脉注射的影响较大。而同样的化疗方案，不同患者的脱发情况也有差异。

在化疗脱发期间，使用低刺激的洗发水，减少头皮的压迫、摩擦等，或者戴冰帽等，有可能缓解脱发反应。另外，可以在化疗前将头发剪短或者剃光，这样也可以减少脱发带来的心理方面的影响。一般化疗结束之后1~2个月慢慢都会长出新头发，具体情况与化疗药物的用量及化疗后的营养状况有关，每个人的个体差异也比较大。

总体来说，化疗是否脱发需结合药物种类和用药剂量情况进行个体评估。主治医生会为患者制定最优化疗方案。

化疗出现皮肤损害怎么办？

化疗可能会导致一些皮肤损害和不适症状。这些皮肤问题包括皮肤干燥、瘙痒、疼痛、疹子、红斑和脱屑。以下是处理化疗引发的皮肤损害的方法。

1. 与医生交流

首先，与您的医生或医疗护理团队沟通。告诉他们您正在经历的皮肤问题，以便他们了解情况并提供专业建议。

2. 使用温和的皮肤护理产品

避免使用含酒精、香料和其他刺激性成分的肥皂和洗涤剂。选择温和的、不含刺激成分的洗涤剂，以清洁皮肤。

3. 保持皮肤清洁

每天用温水轻轻清洁受影响的皮肤区域，然后轻轻拍干皮肤，注意不要摩擦。避免热水和长时间的浸泡，因为这可能使皮肤更加干燥。

4. 保湿

使用无香料、无刺激性的保湿霜或乳液，以保持皮肤湿润。应用保湿霜应在洗涤后立即进行，以锁住水分。对于干燥的手和脚，可以使用厚重的乳液和润肤霜，并在睡前戴上棉质手套和袜子，以提高保湿效果。

5. 避免暴露于阳光

化疗可能会使皮肤对阳光更敏感,因此要避免阳光暴露。如果必须外出,应选择长袖衣物、宽边帽子和防晒霜来保护皮肤。

6. 药物治疗

在专业医师指导下局部应用类固醇或抗组胺药物来减轻瘙痒和疼痛。还可以使用中医中药,通过内服及外洗方式可以帮助减轻皮肤不适感。

7. 饮食和水分

良好的饮食和充足的水分摄入对皮肤健康非常重要。食用含有丰富抗氧化剂的食物,如水果和蔬菜,有助于修复受损的皮肤。

8. 避免刺激性物质

避免使用香水、酒精、尼古丁和其他可能引发过敏或刺激的物质。

9. 温和锻炼

如果进行锻炼,应尽量选择温和的运动,避免过度出汗或摩擦受影响的皮肤区域。

10. 定期复查

持续与医生沟通，进行定期复查，以确保皮肤问题得到妥善处理，并根据需要进行调整。

需要注意的是，化疗引发的皮肤问题会因个体差异而异，因此治疗方法可能需要根据患者的具体情况进行调整。最重要的是，始终与医生密切合作，不要犹豫寻求专业的建议和帮助，以确保皮肤问题得到妥善处理，同时继续接受抗癌治疗。

化疗出现手足麻木怎么办?

手足麻木是化疗过程中常见的神经系统副作用之一。手足麻木会导致患者感觉异常、运动障碍等问题，严重影响生活质量。那么，如果患者在化疗期间出现手足麻木，应该怎么办呢?

需要明确的是，手足麻木的原因可能是多种多样的，如化疗药物对神经细胞的影响、营养不良等。因此，针对不同的原因，需要采取不同的治疗措施。一般来说，以下几种方法可以缓解手足麻木。

1. 药物治疗

医生可以根据患者的具体情况开具相应的药物来缓解手足麻木症状。例如，对于由化疗药物引起的神经损伤，可以使用神经营养剂或镇痛药进行治疗；对于由缺乏维生素 B_{12} 导致的贫血引起的手足麻木，可以补充维生素 B_{12}。

2. 物理疗法

物理疗法包括按摩、理疗、针灸等方法，可以促进血液循环、缓解肌肉疲劳和僵硬等症状。但是需要注意的是，这些方法需要在专业医师的指导下进行操作。

3. 饮食调理

合理的饮食可以帮助改善患者的营养状况，增强免疫力。建议患者多食用富含蛋白质、维生素 B_{12} 和钙的食物，如瘦肉、鱼类、乳制品等。

4. 心理疏导

手足麻木可能会给患者带来心理上的压力和焦虑感。因此，适当的心理疏导也是缓解手足麻木的重要手段之一。患者可以通过与家人朋友交流、参加支持小组等方式来减轻心理压力。

总之，化疗过程中出现手足麻木是一种常见的不良反应，不必过于担心。通过科学的治疗和管理，可以有效地缓解手足麻木症状，提高患者的生活质量。同时，也需要注意预防措施，如合理饮食、规律作息等，以减少不良反应的发生。

化疗出现过敏怎么办？

化疗是目前治疗癌症的重要手段之一。但化疗药物本身也存在一定的毒性作用，少数患者在化疗过程中会出现过敏反应。那么，如果化疗过程中出现过敏，应该如何应对？

化疗药物引起的过敏反应表现有两种：一种是较轻的输注反应，通常出现在药物刚注入时；另一种是更严重的药物过敏反应，可能危及生命。前者出现频率较高，后者较少见。

当化疗刚开始几分钟时，患者可能出现面红、发热、头痛、呕吐等输注反应。这时医生会立即暂停输注，给予对症治疗，等症状减轻后再试探性继续给药。如症状仍存在，则考虑更换其他药物。

而严重的过敏反应多发生在给药一定时间后，表现为面部及全身皮疹、呼吸困难、支气管痉挛、血压骤降等。这时医生会立即停药，给予雾化吸入，肾上腺素、抗组胺药物等急救措施，防止过敏反应继续加重，直至症状消退。

出现严重过敏后，医生一般会要求停用引起过敏的药物，改用其他替代药品，必要时进行皮试确保安全。同时之后每次化疗前都应注射止吐、解热、抗组胺等预防药物，减少过敏风险。

日常生活中，化疗患者也需要注意避免过敏原。如戒除可能引起药物交叉过敏的食物等。出现任何不适，应及时就医，不可擅自停药或增加用量。

化疗药物过敏反应多可通过医生的密切观察及时处理，以确保化疗顺利进行。化疗过敏并不意味着不能化疗，医患沟通十分必要，遵医嘱用药，采取预防措施，可使化疗安全有效地开展。

什么是靶向治疗？

近年来，靶向治疗作为一种新兴的癌症治疗方法已经取得了显著的进展，为胃癌患者带来了新的希望。

靶向治疗是一种针对癌症细胞特定分子的治疗方法，通过干扰癌细胞的生长、分裂和传播来达到治疗效果。靶向治疗的原理是通过选择性地作用于癌细胞表面的特异性受体或其信号通路，阻断其生长、分裂和扩散等关

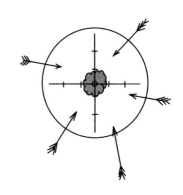

键过程。这种治疗方法可以精确地锁定癌细胞，避免对正常细胞造成损伤，从而减少不良反应的发生。与传统化疗相比，靶向治疗具有更高的精准度和更少的副作用，能够更好地控制癌症的发展。

总之，靶向治疗是一种具有广泛应用前景的胃癌治疗方法，可以为患者提供更加精准、高效、低毒副作用的治疗选择。但是需要注意的是，靶向治疗并非适用于所有胃癌患者，具体的治疗方案需要根据患者的病情和身体状况进行个体化制定。

哪些人需要做靶向治疗？

靶向治疗作为一种相对新颖的治疗方法，正在为一些特定类型的胃癌患者带来新的希望。那么，哪些胃癌患者需要考虑靶向治疗呢？

1. HER-2 阳性患者

HER-2（人表皮生长因子受体2）是一种蛋白质，其在一些胃癌患者的肿瘤细胞上过度表达。如果患者的肿瘤被确定为HER-2阳性，靶向治疗通常是一种高效的选择，可以选择性地作用于HER-2阳性肿瘤，从而抑制其生长和扩散，提高患者的生存率。

2. 携带特定基因突变的患者

胃癌可以与一些特定基因突变相关。通过对患者的肿瘤样本进行基因测序和分子分析，医生可以确定是否存在这些遗传变异，并选择最合适的靶向治疗药物。这种个体化的治疗方法可以提高治疗的效果，因为它更加精确地针对肿瘤的特点。

目前，靶向药物对胃癌来说，只针对不可手术切除病灶的晚期胃癌，或者胃癌手术后复发转移的病例，而不用于早中期胃癌手术的辅助治疗。因此，如果是晚期胃癌患者或者是手术后复发转移的患者，那么可能需要考虑靶向治疗。但是，具体是否需要靶向治疗还需要根据患者具体情况来判断。因此，在接受靶向治疗之前，请务必咨询专业医生并进行个性化诊断和治疗方案制定。

胃癌的靶向药物有哪些?

近年来，研究人员在了解肿瘤生物学和分子机制方面取得了重大进展，这使靶向治疗成为胃癌治疗的重要组成部分。靶向药物是一类能够直接作用于癌细胞特定分子靶点的药物，以抑制癌细胞的生长和扩散。以下是一些用于胃癌治疗的常见靶向药物。

1. 曲妥珠单抗

作用靶点：HER-2。适应证：用于 HER-2 阳性转移性胃癌的一线治疗。

2. 德曲妥珠单抗（Enhertu，DS-8201）

作用靶点：HER-2。适应证：既往接受过基于曲妥珠单抗治疗的局部晚期或转移性 HER-2 阳性胃或胃食管交界处腺癌成人患者。

3. 派姆单抗

作用靶点：HER-2。适应证：联合曲妥珠单抗、氟嘧啶和含铂化疗药物用于局部晚期不可切除或转移性 HER-2 阳性胃或胃食管交界处腺癌患者的一线治疗。

4. 维迪西妥单抗

作用靶点：HER-2。适应证：治疗至少接受过 2 种系统化疗的 HER-2 过表达局部晚期或转移性胃及胃食管结合部腺癌患者。

5. 雷莫芦单抗

作用靶点：血管内皮生长因子。适应证：接受过氟嘧啶或含铂化疗后疾病进展的晚期胃或胃食管交界处腺癌患者的治疗。

6. 甲磺酸阿帕替尼

作用靶点：血管内皮生长因子。适应证：晚期胃癌或胃食管交界处腺癌患者三线及三线以上治疗。

胃癌的治疗应该由专业医生根据患者的具体情况来制定，可能会包括多种治疗方式的组合，以达到最佳疗效。同时，随着医学研究的不断进展，新的靶向药物和治疗策略也可能会不断涌现，为胃癌患者提供更多的希望和选择。

靶向治疗有什么副作用？

靶向治疗是一种用于癌症治疗的创新方法，与传统的放疗和化疗不同，靶向治疗主要通过干扰特定分子或信号通路来抑制癌细胞的生长和扩散。虽然靶向治疗通常比传统治疗方法的副作用更轻，但仍然可能导致一系列不同的不适症状和反应，这些副作用可以因药物的类型和患者的个体差异而异。以下是一些常见的靶向治疗副作用。

1. 皮肤问题

某些靶向药物可能导致皮肤干燥、瘙痒、斑点或皮疹。这些症状通常出现在面部、手部和脚部。严重情况下，皮肤问题可能导致脱屑和溃疡。

2. 胃肠道问题

恶心、呕吐、腹泻、便秘和口干燥是一些与靶向治疗相关的常见胃肠道副作用。这些问题可能影响患者的生活质量。

3. 疲劳

许多患者在接受靶向治疗时报告疲劳感，这可能是因为药物的影响导致能量水平下降。

4. 高血压

一些靶向治疗药物可能导致高血压。因此，患者在接受这些药物治疗时需要定期监测血压，并在必要时接受治疗。

5. 出血倾向

某些靶向治疗药物可能影响凝血功能，导致患者出血倾向，如易瘀血、鼻血或皮下出血。

6. 心脏问题

一些抑制特定信号通路的靶向药物可能对心脏产生不利影响，导致心脏毒性。因此，心脏监测在治疗过程中非常重要。

7. 肝脏问题

某些靶向药物可能对肝脏产生不利影响，导致肝脏功能异常。患者可能需要定期监测肝功能。

8. 神经系统问题

一些靶向治疗药物可能引发神经系统问题，如头痛、失眠、晕眩和感觉异常。

9. 肺部问题

一些靶向治疗药物可能引发肺部问题，如肺炎、呼吸困难和咳嗽。

要应对这些副作用，患者应积极与医疗团队合作，定期报告任何不适症状，并遵循医生的建议。医生可以调整药物剂量或提供其他治疗来减轻副作用。此外，患者在治疗期间应遵循健康的生活方式，包括健康饮食、适度运动和足够的休息，以帮助减轻副作用并提高治疗的效果。总之，虽然靶向治疗对于某些癌症患者来说是一种重要的治疗选择，但了解和管理副作用同样重要，以确保患者获得最佳的治疗效果和生活质量。

如何预防和治疗靶向治疗副作用？

预防和治疗靶向治疗的副作用对于提高患者的生活质量和治疗效果至关重要。以下是一些预防和治疗靶向治疗副作用的一般方法。

1. 预防副作用的方法

（1）密切监测副作用：定期与医疗团队沟通，报告任何不适症状，以便尽早发现并处理副作用。

（2）个体化治疗方案制定：医生会根据患者的病情、药物类型和个体特征制定个性化的治疗计划，以最小化副作用的发生概率。

（3）遵循医嘱：患者应准确遵循医生的用药指导，包括用药时间、剂量和频率。不要自行停药或改变剂量，除非在医生的指导下进行。

（4）保持健康生活方式：包括均衡饮食、适度的运动和充足的休息，有助于提高免疫系统的抵抗力和身体的整体健康。

（5）避免药物相互作用：将正在服用的其他药物、补充剂或中药及时告知医生，以避免可能的药物相互作用。

2. 治疗副作用的方法

（1）药物调整：医生可能会调整药物的剂量或更换其他药物来减轻副作用。这通常是治疗副作用的首要方法。

（2）对症治疗：对特定症状进行对症治疗，如抗恶心药物用于减轻恶心和呕吐，或抗过敏药物用于减轻皮肤瘙痒。

（3）皮肤护理：对于皮肤问题，保持皮肤清洁、滋润，避免使用刺激性产品，并避免阳光直射，以减轻疼痛和瘙痒。

（4）饮食管理：胃肠道问题的患者可以通过遵循特殊的饮食建议，如小而频繁的餐食，来减轻不适感。

（5）心脏监测：对于可能引发心脏问题的药物，医生可能会进行定期心脏监测，以确保心脏功能正常。

（6）定期随访：患者应定期接受医生的随访，以便及时评估治疗效果和副作用，同时调整治疗计划。

（7）支持性治疗：患者可以考虑接受支持性治疗，如心理咨询、物理疗法或社会支持，以应对与治疗相关的情感和生活质量问题。

总之，预防和治疗靶向治疗的副作用是一个综合性的过程，需要医疗团队和患者密切合作。患者应积极与医生交流，报告任何不适症状，并遵循医生的建议，以确保在癌症治疗过程中获得最佳的结果和生活质量。

什么是免疫治疗？

正常情况下，机体的免疫系统就像"警察"，时刻在我们的身体内寻找"不法分子"（癌细胞）并加以消灭。癌细胞很聪明，它会伪装成"好人"，因此能够躲避免疫细胞的捕捉，不受控制地增殖。肿瘤细胞的上述特征被称为免疫逃逸。

免疫治疗相对于传统化疗或靶向治疗有一个本质区别，它针对的是免疫细胞，而不是癌细胞。免疫治疗主要通过调控机体免疫系统来实现抗肿瘤作用。免疫治疗使癌细胞能够重新被我们机体的免疫系统识别，从而达到杀伤癌细胞的作用。

打个比方：免疫治疗就像是往土壤里添加除草肥料，改善土壤环境。加了肥料能够使土壤肥沃，帮助控制杂草，使花园恢复健康。

免疫治疗正是利用这个机制向机体内输注免疫检查点抑制剂，使癌细胞能够重新被我们机体的免疫系统 T 淋巴细胞所识别，从而达到杀伤癌细胞的作用。

目前研究和应用最广泛的免疫检查点抑制剂包括细胞毒性 T 淋巴细胞相关蛋白 -4（CTLA-4）、PD-1、PD-L1 的抑制剂。

?056问

哪些人需要做免疫治疗？

免疫治疗被广泛视为西医学的奇迹，尤其在对抗癌症等致命疾病中的应用。许多胃癌患者相信，只要使用了这类药物就有机会"逆转"病情。然而，现实更为复杂。在制定治疗方案时，医生首先需要确保患者具备所有必要的信息，才能提供最优的治疗方法。并非所有的晚期胃癌患者都能从免疫治疗中获益，有的免疫药需要患者符合条件，才能获得生存获益，而有的则不需要。

医生会建议有经济条件、有组织标本的患者在尝试免疫治疗之前，进行生物标记物的检测，包括程序性死亡受体配体 -1（PD-L1）、微卫星位点或错配修复（MMR）相关蛋白和 EB 病毒编码区域（EBER）检测等。

这些生物标记物的检测，告诉我们免疫治疗是否可以为患者带来利益。例如，如果检测结果显示 PD-L1 高表达或微卫星高度不稳定（MSI-H）、错配修复缺陷（dMMR），这类患者总体来说更有可能从免疫治疗中获益。同样，EBER 阳性的患者，即 EB 病毒阳性的患者，其免疫治疗的效果通常也比较好。

不过，即使患者的生物标记物表达低或其他检测结果不明显，也并非就意味着他们不能从免疫治疗中获益。最重要的是，患者必须和医生保持密切沟通，以便医生能充分了解患者的状况、制定出最合适的治疗方案。即所谓的"无检测无精准，无精准则无法实现最好的疗效"。

免疫治疗有什么副作用?

中国人的传统观念中强调养生,保健品广告中最常听到的词就是"提高免疫力"。在多年广告的狂轰滥炸下,很多人认为提高免疫力不仅能治百病,而且百利而无一害。很多人一听是"免疫治疗",自然而然地认为它和保健品宣传的一样,没有副作用,其实这种观点是错误的。

俗话说"是药三分毒",免疫治疗也不例外。免疫治疗带来的一系列副作用有个专用名称,叫"免疫相关不良事件"(irAE)。下面来讲讲常见的不良反应。

1. 皮肤毒性

这是最常见的免疫相关副作用,1/3 患者都会遇到,但绝大多数都比较轻微。其中斑丘疹和瘙痒较多,而苔藓病、湿疹、牛皮癣之类也可能发生。不管什么程度,一旦出现,应该找医生治疗。

2. 消化道毒性

这也是很常见的免疫治疗副作用,20% 左右的患者会遇到,其中腹泻最常见。一般比较轻微,但需要警惕结肠炎等并发症,出现概率虽然很低,但如果处理不当可能致命。如果治疗中，甚至治疗结束一段时间后，出现剧烈腹痛、出血、黏液便和发热的症状，一定要引起警惕，第一时间就医。

3. 肝毒性

这个也是比较常见的免疫副作用，一般在治疗开始后6~14周出现。临床表现为血转氨酶显著升高，一部分患者还会发烧。这个副作用在使用 CTLA-4 抑制剂的患者中比较多，有15%左右，PD-1 抑制剂要好很多，发生率只有大约5%。

4. 肺毒性

最常见的是肺炎，单独用 PD-1 药物的时候，发生率不高，严重副作用比例不到1%。但随着更复杂的治疗，尤其是各种组合疗法使用，肺炎发生率在逐步增加。

除了以上常见的不良反应外，还有血液毒性、肾毒性、心血管毒性、眼毒性、神经肌肉毒性等罕见的不良反应。

免疫治疗不良反应发生率较低，且绝大部分不良反应是可逆的，如果及时处理，并不会对患者的身体健康造成太大损伤。

如何预防和治疗免疫治疗副作用？

免疫相关不良事件（irAE）如果早发现，早报告，早处理，大多数是温和可逆的。

1. 预防

了解 irAE 易感器官、临床表现等，识别相关风险因素，如有不适及时告知医护人员。

2. 评估

在免疫治疗开始前，医生往往会对患者各个脏器进行基线检查，其中包括病史、生化、自身抗体水平、甲状腺功能、血糖水平、激素水平、心脏功能、肺部 CT 等，这是为了筛查一些与 irAE 相关的疾病以及作为后续检查的参照。

3. 检查

治疗过程中医生会根据患者是否有新发症状，针对性复查监测，并参照基线情况，考虑是否为 irAE。

4. 治疗

一旦确诊发生 irAE，患者不必太紧张，医生评估后，会根据不良反应类型、级别选择不同治疗方式。轻度的一般可以继续使用免疫治疗，对症处理不良反应；中度以上需要暂停免疫治疗，可能会使用糖皮质激素，甚至免疫抑制剂、生物制剂等。

《素问·阴阳应象大论》认为，"壮火之气衰，少火之气壮；壮火食气，气食少火；壮火散气，少火生气"。免疫检查点抑制剂所导致的过度免疫反应即属于壮火，表现为阳气过亢，机能亢奋，其病因病机应与中医热毒内蕴密切相关，热毒是引起过度免疫反应的根本因素。可以通过中医中药清热凉血、解毒散瘀之法抑制免疫炎症反应。对于某些皮肤不良反应也可以通过中药外治、针灸等方法，来缓解症状。

什么是放射治疗？

放射治疗简称"放疗"，是治疗肿瘤主要手段之一。放疗是利用放射线杀死癌细胞使肿瘤缩小或消失来治疗肿瘤，其利用高科技的放疗装备产生的高能量放射线治疗肿瘤，在一次又一次的杀伤之后，肿瘤逐渐变小。放射治疗可以理解为一种局部治疗手段。

尽管射线不可见，但其威力巨大。老百姓也称之为"烤电""照光"。下面让我们一起来看看放射治疗流程是如何实施的。

第一步：体位固定。这是放疗准备的第一步，为了保证放疗计划实施的准确性，治疗师根据放疗部位和放疗技术的相关要求选择患者所需的体位，固定装置，制定个体化的体膜。患者以自然、舒适的状态仰卧（或俯卧）于CT扫描床上，保持平静呼吸，配合治疗师完成相应部位的塑膜工作，静躺15~20分钟，至热塑膜完全冷却。这个体膜将陪伴患者放疗的整个过程。

第二步：模拟定位。制定体膜后，患者需要在佩戴体膜固定体位的前提下完成CT扫描和（或）MR扫描。这个CT/MR扫描与在影像科完成的检查是不一样的，这个扫描图像会传输到医务人员使用的计划设计系统，用来勾画肿瘤和需要保护的器官，以及进行剂量的计算。因此，尽管此前可能进行了CT/MR检查，这一项模拟定位仍然是必不可少的。

第三步：勾画靶区，确定放疗剂量。医生在放疗系统的CT/MR图像上把患者的肿瘤范围以及需要保护的器官一层一层勾画出来，确定照射的靶区和需要保护的正常组织。勾画的精细程度直接影响了患者能否获得最佳的疗效和最小的副作用，这个环节通常也需要较多的时间。

第四步：物理师设计放疗计划。肿瘤物理科的物理师会按照医生确定的靶区和放疗剂量的要求设计放疗计划，中间涉及很多详细的步骤。并通常会为一个患者设计几个计划，优中选优，尽可能优化剂量的分布。这是医学物理师的核心工作。

第五步：临床医师计划评估。物理治疗师制定好计划后，医生还要对物理师设计的计划进行评估，比如照射剂量是不是足够？重要的正常组织器官的保护是不是都达标了？所有指标都满意后方可确认计划。若相关指标不满意，医师将及时与物理师沟通，调整计划，直至计划最优化。

第六步：放疗计划验证。包括物理师进行剂量验证，确认患者实际照射剂量是否与计划给予剂量相同，保证每一位患者的剂量正确无误；以及治疗师和医生共同为患者进行位置验证（复位），确认需要照射的肿瘤位置，位置验证结果由医生最终审核，审核通过后方可进行正式治疗。

第七步：开始放疗。验证无误后方可正式开始放疗。

放疗期间还会定期再进行拍片验证，保证患者整个放疗过程位置无误，精准放疗。由此可见，每个患者的放疗实施都需要很多步骤，需要各个科室的医生、技师和物理师还有患者配合完成。

胃癌的放射治疗有哪些？

目前，早中期胃癌的治疗主要以手术为主，但是术前、术中和术后都可以辅助放疗，以达到更好的治疗效果，建议患者与自己的主治医生详细沟通，针对不同患者个性化地制定出合适的治疗方案。

1. 胃癌的术前放疗

适用于局部分期较晚、直接手术切除难度大的患者，通常是局部晚期或者进展期的胃癌。术前放疗能使部分患者的原发肿瘤有不同程度的缩小，部分患者在接受术前放疗后重新获得根治性切除的机会或者降低了术后复发率。

2. 胃癌的术中放疗

适用于原发灶已切除，无腹膜或肝转移，淋巴结转移在两组以内，且原发灶侵及浆膜面并累及胰腺者。术中放疗可以延长胃癌患者的平均生存期，但是胃癌的术中放疗目前在临床上应用很少。

3. 胃癌的术后放疗

对于术后病理提示局部分期较晚或者区域淋巴结转移较多的患者可以从术后放疗获益。尤其是对于在术中由于解剖条件限制而无法彻底切除的肿瘤，在癌残留处以银夹标记，术后必须补充放疗。

4. 胃癌的姑息放疗

一般针对晚期患者，可选择性针对部分病灶进行放疗，主要目的是减轻症状，改善患者生活质量，延长生存时间。

放射治疗有什么副作用?

胃癌的放射治疗常见副作用主要包括全身反应与局部反应,依出现时间的先后不同分为急性反应(放疗第 1 天至 3 个月内出现)与晚期反应(放疗 3 个月后出现)。

1. 全身反应

常见的全身反应有:失眠、乏力、食欲下降、恶心呕吐、白细胞降低及血小板减少、贫血等。因此,在放疗期间一定要每周复查一次血常规,积极加强营养支持,注意休息。

2. 局部反应

常见的局部反应有以下几种。

(1)放射性(残)胃炎:早期临床主要表现为左上腹部隐痛不适、恶心、呕吐、纳差、腹泻等,严重者可出现血便、穿孔引起的一系列急腹症等。晚期表现主要系胃壁纤维化改变引起胃的容量减少及蠕动能力下降,营养吸收能力下降等引起的易饱、腹胀、消瘦等。为充分保证放疗靶区的一致性、减少呕吐发生概率,建议放疗前不能过饱进食,以空腹或进食三成饱为佳。若 CT 定位前 1 小时口服 500mL 饮用水,则每次放疗前 1 小时也需口服饮用水 500mL。放疗期间注意休息,适当加强锻炼，以自己不感到疲倦为佳。饮食上注意均衡，以富含蛋白、易消化食物为主。若出现明显的胃部不适，第一时间联系医生规范处理。

（2）放射性脊髓反应：主要表现为患者在低头时出现背部自头向下的触电感，放射到双足跟，多为一过性。严重者有脊髓白质坏死，截瘫。放射性脊髓炎发生概率不到5%，多在放疗后1~5年内发生。放疗期间或放疗结束后出现上述症状要及时就诊。

（3）放射性肺炎：胃癌放疗患者的发生概率不是太高，其临床主要表现为咳嗽、咳痰、胸闷、低热，合并感染者有胸痛、呼吸困难、咯血、高热等表现，体检可闻及啰音，有肺实变的表现。若放疗期间或放疗后出现以上症状应第一时间联系医生，遵医嘱使用抗生素和肾上腺皮质激素治疗，严重患者必要时给予支气管扩张剂和吸氧等处理。

（4）放射性肾脏损伤：部分患者放疗期间或放疗后可出现蛋白尿，反映肾功能的指标如尿素氮、肌酐出现一过性升高，而临床表现上通常无特殊。很少一部分患者可出现急性或慢性肾功能不全临床表现。放疗期间及放疗后要定期复查肾功能。

（5）放射性心脏反应：表现为心包积液，心包积血，缩窄性心包炎和心肌病。临床数据显示，胃癌患者放疗后心脏损伤的概率较低，患者无需惊慌。但如发生心脏损伤，应及时就医。

（6）放射性胰腺损伤：当肿瘤体积巨大或合并淋巴结转移时，胰腺的部分体积会受到一定放射线照射，部分患者会出现不同程度的胰腺功能受损。影像学上胰腺可出现不同程度体积缩小，伴或不伴明显血糖代谢异常。放疗期间及放疗后定期监测血糖及尿常规是很有必要的，若出现异常要及时就诊。

（7）放射性肠道反应：胃癌放疗过程中会有部分小肠、结肠受到射线的照射，患者可能会出现不同程度的恶心、食欲欠佳、上腹部疼痛、腹泻或便秘，少数严重者可表现为肠穿孔、出血等。晚期可因肠壁纤维化改变而出现肠道吸收不良、肠梗阻等。放疗期间及放疗后注意饮食规律，多饮温开水，保持大便通畅。

如何评估治疗效果？

实体瘤疗效评价标准（RECIST）是用来描述经过治疗后肿瘤的反应情况的。医生会在治疗前利用 CT、磁共振成像（MRI）等检查手段，测量肿瘤的最大长径，从而评价肿瘤的大小，所有病灶的最长直径（LD）之和被作为基线期（即治疗前的）总直径。以基线期总直径作为参照，在治疗期间或治疗后再次测量病灶大小，通过肿瘤大小的变化来客观评价肿瘤对治疗的反应。

根据测量结果，肿瘤对治疗的反应可分为四种。

1. 完全缓解（CR）

临床和影像学检查发现所有的肿瘤都消失。

2. 部分缓解（PR）

以基线期总直径作为参照，病灶的 LD 之和减少至少 30%。

3. 疾病稳定（SD）

病灶缩小没有达到 PR 的标准，或者病灶增大未达疾病进展（PD）的标准。

4. 疾病进展（PD）

以从治疗开始起所记录到的最小总 LD 值为参考，被测量病灶的 LD 之和增加至少 20% 或出现一个或多个新病灶。出现任何新病灶即意味着疾病进展。在特殊情况下，不可测量病灶的明确进展也被接受作为疾病进展的证据。

医生会采用多个指标对胃癌治疗进行疗效评价，其中，OS（总生存期）是"金标准"，但其也有明显的局限性，即从治疗结束后获得最终的评价结果需要一段时间，不能及时反映治疗效果。DFS（无病生存期）、TTP（进展时间）及 PFS（无进展生存期）等也已成为胃癌疗效评价的主要指标。

随着现代技术的发展与探究，一些化验检查如肿瘤标志物、循环肿瘤细胞、循环核酸等，对治疗早期疗效的评价也已得到认可。将多个指标联合运用，同时兼顾治疗的不良反应，对治疗将是更为客观的评价。

胃癌出现转移怎么办？

胃癌发生转移了，还有治疗希望吗？答案是：有！！！

如果确诊转移，即处于胃癌晚期，在临床上属于较为严重的情况，但仍然有治愈的希望。医生会根据转移的程度，如转移病灶的位置、转移病灶的大小、转移病灶的数量等不同情况来制定治疗方案。通过治疗可以控制肿瘤进展，改善临床症状，尽可能延长生存时间，也就是我们常听说的带瘤生存，其中治疗效果好的患者可以长期生存，甚至达到临床治愈的目的。

治疗方法：胃癌晚期的治疗措施主要包括缓解症状的治疗、姑息性手术治疗、姑息性放化疗、靶向治疗、免疫治疗、肿瘤营养支持治疗、中医药治疗、心理治疗等。

1. 缓解症状的治疗

临床缓解药物有护胃抑酸、促消化的药物，如奥美拉唑、多潘立酮等，以及止痛药物曲马多、吗啡等。

2. 姑息性手术治疗

主要是针对胃癌晚期出现出血、穿孔、黄疸、疼痛、梗阻等并发症，主要治疗方法包括姑息性减瘤术，空肠营养置管术，胆汁引流、梗阻支架植入术，粘连松解，射频消融术等。

3. 姑息性放化疗

针对胃癌晚期出现淋巴结转移、腹腔转移、腹膜种植转移等引发的腹腔积液、恶心呕吐等并发症，可以通过全身静脉化疗或将化疗药物直接灌注在腹腔进行局部化疗，或针对局部转移病灶进行放疗。

4. 靶向治疗

胃癌靶向药物仅适用于有特定靶点基因的人群。目前临床常用靶向药物有抗 HER-2 药物曲妥珠单抗和维迪西妥单抗，抗血管生成药物雷莫西尤单抗、阿帕替尼。

5. 免疫治疗

免疫检查点抑制剂 PD-1/PD-L1 单抗已获批晚期胃癌三线治疗，单药疗效欠佳，联合化疗已成为晚期转移性胃癌一线治疗新标准。

6. 肿瘤营养支持治疗

胃癌晚期或者放化疗后食欲不好的时候，吃固体的饭菜可能比较困难，而流质或半流质饮食患者接受度会高很多。可以通过自己制作流质饮食，或者通过肠内、外营养液进行营养补充。

7. 中医药治疗

对于胃癌晚期患者，中医药治疗目的在于扶正为主，兼以祛邪，不但可以通过口服中药方式，还能结合针刺、艾灸、推拿、导引等中医适宜技术手段，尽可能改善患者的生活质量，延长生存期，使其能较长时间处于"带瘤生存"状态。

8. 心理治疗

到了胃癌晚期，患者常会出现一系列的不良情绪，像焦虑、抗拒、悲观等，不接受治疗，只被动等待死亡。此时的心理护理很重要。医护人员和家属应给予患者关心、体贴，通过语言、态度、表情、姿势和行为去影响或改变患者的情绪，充分理解他们的心理活动和痛苦，尽可能满足他们的合理要求，使其获得安全感和信赖感。

064问

胃癌有哪些并发症？

根据胃癌发生发展的演变过程，胃癌并发症大致分为三个阶段。

1. 第一阶段

胃癌只局限于胃部的时候，此时症状不是很明显，可能只有胃部不适，如胀痛、反酸、烧心、消化不良、恶心、纳差、黑便等类似于胃炎或胃溃疡的一些非特异性的临床症状。

2. 第二阶段

胃癌出现转移病灶时，转移灶引发一些局部症状，合并某部位持续性疼痛，可以表现为骨转移痛，肿瘤压迫性的躯体疼痛，内脏痛及病理性神经疼痛。合并幽门梗阻时，出现呕吐。合并消化道出血时，出现头晕，心悸，贫血貌，乏力，黑便或咖啡色呕吐物。胃癌腹腔转移癌肿直接浸润胆总管或肿大淋巴结压迫胆总管时，容易出现梗阻性黄疸，表现为身体皮肤黄染、眼睛白睛变黄、尿液颜色加深、陶土色大便，严重时会合并出现高热寒战、皮肤瘙痒。癌肿转移至腹膜腹腔，出现腹腔粘连、饼状腹膜、腹腔积液、停止排气排便。癌肿穿透浆膜层导致穿孔、弥漫性腹膜炎，即出现腹肌板样僵硬、腹部压痛等腹膜刺激征。合并肺转移灶的时候，会出现咳嗽咳痰、胸痛、声音嘶哑、呼吸困难、咯血等症状。合并肝转移灶时，会出现乏力、凝血功能异常、纳差恶心等消化功能减退的症状。合并肾转移时，易出现血尿、腰痛、贫血等症状。合并脑转移时，出现持续性头晕头痛，甚至出现喷射状呕吐。合并骨转移时，通常会出现局部肿块，骨痛、病理性骨折，此外肿瘤侵犯椎体，容易引发脊髓压迫症状，在肢体感觉及肢体活动方面产生影响。合并膀胱转移时，会出现肉眼血尿，尿路刺激征。对于女性患者，胃癌还易发生卵巢种植转移，因盆腔包块、卵巢肿块及盆腹腔积液会出现小腹坠胀疼痛，月经周期及月经量的改变。

3. 第三阶段

胃癌进展为终末期，引发全身不适的并发症，如发热、贫血、乏力、消瘦、失眠、食欲减退、水肿等一系列恶病质相关症状。

胃癌出现腹水怎么办？

治疗目的是缓解症状，首次出现或少量腹水无需治疗，中等量（500~3000mL）及以上的腹水则需要采取一定的治疗措施。

1. 药物治疗

（1）利尿剂治疗：中等量以上的癌性腹水，尤其是合并有肝损害的患者，首选螺内酯，辅以呋塞米或氢氯噻嗪等进行利尿治疗。如果伴随有低蛋白血症（25g/L），可给予人血白蛋白输注，同时给予呋塞米静推。利尿剂治疗过程中应动态监测电解质和尿素氮。

（2）腔内给药：腹腔内灌注化疗药物（如顺铂、氟尿嘧啶、紫杉醇等）、生物制剂（干扰素、肿瘤坏死因子）不仅可以缓解腹水症状，还可以发挥抗肿瘤作用抑制腹水生成。腹腔热灌注化疗是将含有一定量化疗药物的灌注液加热到治疗温度，灌注充盈腹腔并持续一段时间，达到预防和治疗腹膜肿瘤及其引发的恶性腹水的目的。有多项研究已证实热疗联合腹腔灌注化疗可以明显提高恶性腹水的治疗疗效。

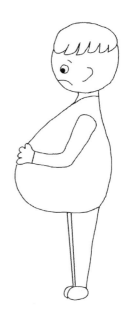

2. 微创治疗

对于利尿药治疗和营养支持治疗无效的腹水患者可进行腹腔穿刺术放液、腹腔穿刺置管引流术反复放液，以及腹腔－静脉分流术等微创治疗。前面两种手术操作简单，缺点是容易造成大量蛋白流失。相比较而言，腹腔－静脉分流术在缓解临床症状的同时，可以提高低蛋白血症患者的血浆蛋白水平，适用于反复穿刺放液仍不能控制症状且预期生存期超过1个月的患者。

3. 中医药治疗

中医将晚期胃癌恶性腹水纳入"鼓胀"范畴，认为腹水是因气机失常、脉络瘀阻，导致气、痰、瘀、水相互博结，积聚腹部。可在以上治疗方法的基础上补充口服中药汤剂，辅助缓解腹胀，促进腹水排出体外的同时抑制腹水形成。佐以温阳理气、利水消肿的中药复方制剂外敷腹部，使药物经皮肤吸收，协同治疗腹水。

4. 饮食治疗

饮食上要坚持低盐、限水、高蛋白质、高热量的原则。推荐低盐饮食，控制钠（食用盐）摄入低于 2g/d；摄入水量 1~1.5L/d；提倡摄入混合性蛋白质（植物蛋白加动物蛋白），有利于提高蛋白质的利用率及蛋白质营养价值的发挥；每天摄入至少 2000kcal 的热量，以碳水化合物为主。需要注意的是，提倡高热量饮食，不是让大家吃油腻的大鱼大肉，而是保证三餐饮食荤素搭配。

胃癌出现肠梗阻怎么办？

肿瘤压迫所致癌性肠梗阻，随着病情的加重，会由初期的不全性梗阻逐渐演化为持续性梗阻。治疗能否成功与多种因素相关，如梗阻程度、梗阻部位、肿瘤分期及总体抗肿瘤治疗的完成情况及患者健康和体力状况等。临床治疗需要根据实际情况，对患者实施个体化治疗方案。无论何种治疗方法，肠梗阻患者一旦确诊，都应禁食、禁水，从而减少肠道负担，减少呕吐的发生，与此同时通过静脉输注营养液为身体提供足够能量，防治感染。

1. 手术治疗

手术治疗是解除梗阻的首选治疗方法之一。但能否手术，需要评估手术风险及临床获益。有研究表明，有可以触及的腹部肿块、腹水、非孤立性复发或转移、多处肠梗阻、肿瘤进展、患者临床状态差等都是影响手术效果的因素。所以选择手术治疗，必须严格遵守适应证，对于粘连引起的机械性梗阻、局限肿瘤造成的单一部位梗阻以及对进一步化疗可能会有较好疗效的患者（化疗敏感者），手术较为适合。患者一般情况差，不能耐受手术，预计生存期短，且手术并发症发生率、死亡率高，不能改善生活质量者，手术不是合适的选择。

2. 介入治疗

晚期胃癌的介入治疗包括两个方面，一是针对肿瘤进行治疗；二是减少患者的痛苦，改善其生存质量。前者包括经导管动脉栓塞、经导管动脉栓塞化疗或经导管动脉灌注化疗；后者包括因梗阻而不能进食的患者通过经皮胃造瘘提供营养供给和X线引导下支架植入等方式，可缓解梗阻相关症状。

3. 精确放射治疗

精确放疗摒弃了常规放疗大面积同一剂量的照射方式，可缩小肿瘤体积而缓解肠梗阻。其主要针对巨块型的肿块进行照射，几乎很少对周围脏器产生放射性损伤，对肠梗阻的缓解作用是确定的。但是对于适应证的选择是严格的，放疗前必须精准地判断肠梗阻的性质及原因、定位肠梗阻部位。

4. 内科治疗

当无法通过手术或介入来直接缓解梗阻时，内科药物治疗对控制症状和改善生活质量至关重要。药物治疗的重点是控制恶心和疼痛，同时减少肠水肿和胃肠分泌。

（1）止痛药：选择非口服途径的阿片类药物或者持续的自控镇痛泵、芬太尼透皮贴剂等。

（2）止吐药：包括胃复安、氟哌啶醇、昂丹司琼、托烷司琼、格拉司琼等，还有其他如抗组胺类和吩噻嗪类药物。

（3）抑制分泌药：包括生长抑素类似物、雷尼替丁、奥美拉唑、糖皮质激素和山莨菪碱。

（4）中医药治疗：治疗可采用承气汤为主方的中药灌肠、穴位注射、针灸等方法。

（5）营养支持治疗：肠梗阻会导致患者食欲不振，营养不良，需要通过静脉输液等方式进行营养支持。

067问
胃癌出现贫血怎么办？

　　胃癌患者贫血的原因主要是生成不足，丢失过多，破坏增加，可能与消化道出血、营养摄入不良、治疗后骨髓抑制等因素有关。

　　胃癌出血分为急性和慢性，急性出血可能由肿瘤破裂或者治疗引发出血。急性出血应立即监测生命体征及体液循环状况，在进行液体复苏（补充血容量、使用血管活性药物等）的同时，给予抑酸等相应的止血措施；如果是急性消化道出血（呕血或黑便）的患者应立刻进行内镜检查评估，必要时内镜下止血，可选择注射疗法、机械疗法（例如内镜夹）、消融疗法（例如氩等离子体凝固），或这些方法的组合。内镜下止血有可能治疗失败，血管造影栓塞技术可能用于补救内镜治疗无效的情况。另外外照射放疗在辅助控制小血管的急性和慢性消化道出血方面有着不错的疗效。胃癌引起慢性失血时可应用质子泵抑制剂（如奥美拉唑）、止血药物，或进行体外放疗等。

　　营养不良性贫血，主要是摄取不足或胃吸收能力差造成的，可以补充铁剂、叶酸、维生素 B_{12} 等，必要时酌情给予促红细胞生成类药物，或者到医院静脉输注红细胞。

　　中医药治疗：放化疗期间出现的贫血，属于中医"血虚"的范畴，而引起血虚的原因，一是放化疗耗伤气血，造成血虚；二是脾胃功能减弱，水谷精微不能正常输布，气血生化不足；

三是正气不足，肾气亏虚，脏腑功能减退，导致血虚。经过辨证论治应予以八珍汤、归脾汤、肾气丸等随证加减。

饮食治疗：胃癌贫血患者在接受医学治疗的同时，也可以通过饮食辅助补充。饮食上可以增加富含铁的食物，如动物肝脏类，鸡肝、猪肝等，以及动物血，蛋黄，红肉等食物。虽然一些植物性食物也含有较高的铁含量，但其铁吸收率低，因此不建议作为主要的补铁食材，推荐摄入动物性含铁食物。除了铁以外，维生素 B_{12} 和叶酸的缺乏也可引起贫血。维生素 B_{12} 主要存在于动物食物中，如动物肝脏、沙丁鱼、牡蛎、鸭蛋、牛肉等；叶酸主要存在于猪肝、黄豆、鸡毛菜、芦笋（绿）、油菜、娃娃菜、小白菜等；维生素 C 具有将三价铁还原为二价铁促进铁的吸收的作用，因此建议补铁的同时补充维生素 C，富含维生素 C 的食物主要是植物性食物，如枣、萝卜缨（白）、芥蓝、豌豆苗、西蓝花等。

胃癌出现黄疸怎么办？

黄疸是因为胆红素在体内积聚，导致皮肤和眼白部变黄。胃癌患者出现黄疸，一般都是因为胃癌发生肝转移，导致胆管受阻，阻碍了胆汁的正常流动。胃癌患者晚期发生黄疸时（肝细胞损伤引起或者化疗引起的药物性黄疸），可以使用保肝药物，促进肝功能恢复，再考虑胃癌的治疗。如果是肿瘤引起梗阻性黄疸，使用药物治疗没有效果，一定要解除梗阻。解除梗阻要通过手术引流或者经皮肝穿，将胆道内胆汁引流。此外，必要时可行手术探查进行内引流。

胃癌出现疼痛怎么办？

晚期胃癌患者有可能会出现疼痛，80% 以上的癌痛可通过药物治疗得以缓解，少数患者需非药物镇痛手段，包括外科手术、放疗镇痛、微创介入治疗等，应动态评估镇痛效果，积极开展学科间的协作。

患者出现疼痛时，患者的主诉是疼痛评估的金标准，镇痛治疗前必须评估患者的疼痛强度。评估时还要明确患者是否存在肿瘤急症所致的疼痛，以便立即进行相应治疗。WHO 三阶梯镇痛原则仍是临床镇痛治疗应遵循的最基本原则，阿片类药物是癌痛治疗的基石，必要时加用糖皮质激素、抗惊厥药等辅助药物，并关注镇痛药物的不良反应。当然还可以采用非药物方法镇痛，如音乐、按摩、针灸、心理疗法等，可作为癌痛患者的辅助镇痛方式，具有一定的镇痛效果。

?070问

服用吗啡会上瘾吗?

肿瘤引起的疼痛,称为癌痛,癌痛发生骨转移和癌症晚期的患者尤为剧烈。癌症晚期患者只能通过止痛药来缓解疼痛。不少患者认为,吗啡等阿片类物质经常在毒品中出现,如果患者服用的话,也可能产生"毒瘾"。这实际上是一个误区。

我们平时所说的"上瘾"是药物依赖性,分为躯体依赖性和精神依赖性两大类。躯体依赖性不等于成瘾性,而精神依赖性才是人们常说的成瘾性。在癌症疼痛治疗中,患者对吗啡属于躯体依赖,因癌症疼痛需要用吗啡镇痛。癌症患者停用止痛药,也会出现依赖症状,这属于正常的躯体依赖,根源是肿瘤引起的疼痛没有消除,不是上瘾。而如果正常人身体不需要吗啡(非医疗使用),而不顾药物的有害作用,强制地使用药物,这种情况下,使用者慢慢产生了躯体依赖性,更重要的是,精神上依赖药物,这种情况才叫"上瘾"。大量的临床实践证明,阿片类药物常规剂量下产生成瘾的现象是非常罕见的。成瘾是药物滥用导致的,是一种心理异常的行为表现,而癌痛患者是由于中枢神经系统中存在强烈疼痛病灶,在这种病理状态下使用阿片类药物,镇痛效果能得到充分发挥,其目的不是为了出现成瘾后迫切需要的快感。再者,西医学已将吗啡等药物不断提纯、改进,已能做到使这类药物在人体内缓慢有序地释放(控缓释制剂),极少产生欣快感,能够克服心理成瘾性,尤其是采取口服或透皮方式给药,癌症患者出现精神依赖性的危险性很小。

所以，规范用药是不会让人变成"瘾君子"的。

胃癌出现失眠怎么办？

不少肿瘤患者都会被失眠困扰，生活质量受到严重影响。长期失眠不仅仅会让肿瘤患者心情焦虑，更容易形成恶性循环，导致患者身体机能受影响，甚至带来免疫力下降，不利于临床治疗和患者的康复。一般而言，对于失眠可以通过药物治疗和非药物治疗手段来调节。必要的时候需要两种方式并行。

1. 认知疗法

保持合理的睡眠期望，不要把所有的问题都归咎于失眠，保持自然入睡，避免过度主观的入睡意图（强行要求自己入睡），不要因为一晚没睡好就产生挫败感，不要过分关注睡眠，培养对失眠影响的耐受性。

2. 睡眠限制疗法

通过缩短卧床清醒时间，增加入睡的驱动能力以提高睡眠效率，记录 1 周睡眠日记，计算平均睡眠时间，假设睡眠总时间 6 小时，平均躺床时间 9 小时，重新规定上床、起床时间，使总躺床时间减少到 6 小时。

3. 刺激控制疗法

只在有睡意时才上床，保持规律的起床时间；卧床 20 分钟不能入睡时，应起床从事一些简单活动，等有睡意再返回睡觉；不在床上做与睡眠无关的活动，如进食、看电视、听收音机及思考复杂问题；日间避免小睡。

4. 腹式呼吸训练

穿舒适宽松的衣服，保持舒适的躺姿，两脚向两边自然张开，一只手臂放在上腹，另一只手臂自然放在身体一侧；缓慢地通过鼻孔呼吸，感觉吸入的气体有点"凉"，呼出的气息有点"暖"。吸气和呼气的同时，感觉腹部的涨落运动；保持深而慢的呼吸，吸气和呼气的中间有一个短暂的停顿；几分钟过后，坐直，把一只手放在小腹，把另一只手放在胸前，注意两手在吸气和呼气中的运动，判断哪一只手活动更明显。如果放在胸部的手的运动比另一只手更明显，这意味着我们采用的更多的是胸式呼吸而非腹式的呼吸，反之采用的就是腹式的呼吸方式。

5. 音乐疗法

音乐不仅是一种娱乐形式，还具有强大的疗愈作用，能影响人们的心理状态，成为舒缓心情、减压助眠的重要途径。

6. 药物疗法

必要时服用镇静催眠类药物，如各种"××西泮"和"××唑仑"，环吡咯酮类（佐匹克隆、右佐匹克隆），褪黑素受体激动药雷美替胺等有助于改善失眠。

7. 中医药治疗

中药汤剂口服和中药泡脚、中医针灸、按摩治疗等可以作为失眠的治疗。中医认为，正常的睡眠能保证人体气血的正常运行，脏腑功能的协调。而肿瘤与患者情绪关系密切，因此养心安神类的中药在癌症治疗中具有重要作用。

胃癌出现消瘦怎么办？

胃癌导致消瘦可能是由于食欲减退、消化吸收障碍等因素引起的营养不良。如果出现这种情况，建议采取以下措施。

1. 营养支持

在治疗胃癌过程中，营养支持是非常重要的。如果因为食欲减退或消化吸收不良导致消瘦，可以考虑接受营养支持，包括口服营养补充剂、静脉输液等方式，以保证患者获得足够的营养。

2. 调整饮食

尽量选择易消化的食物，避免食用过于油腻、辛辣或难以消化的食物。分多次进食，避免大量进食，以减轻胃部的负担。

3. 药物治疗

在医生的建议下，可以考虑使用一些药物来帮助增加食欲、促进消化和吸收，例如胰酶等。

4. 积极治疗原发病

通过手术、放化疗等综合治疗可以帮助治疗肿瘤，缓解症状，提高食欲，促进吸收。

5. 中医药治疗

中药及中医适宜技术等方法，可以有效提高胃癌患者的免疫功能，缓解症状，改善患者胃口，帮助吸收。

饮食与调护篇

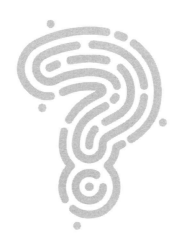

？073问

胃癌患者需要忌口吗？

总有患者会提出疑问："得了癌症，能不能吃牛羊肉？""鸡汤有营养，但听说是发物，吃了容易导致癌症复发，是不是真的？""我不吃不喝，是不是可以饿死癌细胞？"

"忌口"是民间的说法，就是通过限制某些食物的摄入以限制某些疾病的发生发展。从目前西医学认知的角度来讲，胃癌患者并不需要过分"忌口"，临床实践中也没有见到因为吃了某种食物而引起癌症复发的例子，相反却有许多患者因为没有注意饮食调养，而造成了营养不良，以至于无法耐受后续治疗而使治疗被迫中断。妄想通过节食来饿死肿瘤，那更是完全不可靠的！对于胃癌患者，除了烟酒、辛辣刺激、生冷油腻和不易消化的食物，一般不需要过分地忌口。过分忌口会导致患者无所适从，不知道究竟能吃什么，结果什么都不敢吃，反而导致营养状况日趋恶化。患者在手术及放化疗期间应该摄入高蛋白、高能量的食物，对于晚期胃癌患者，充足的营养反而比"忌口"更加重要。

大家这时又会提出疑问，我在中医调理的时候，医生常常会让我有所"忌口"，这又是为什么呢？

中医认为食物和药物一样都有各自的特性，也就是中医常说的"四气五味"，中医讲究"药食同源"，对于不同体质不同病症的人群，需要具体问题具体分析。例如，阴虚体质的病人不适合吃辛热的食物，如牛羊肉、大蒜等，适合多吃百合、梨等养阴润燥的食物；脾胃虚弱的患者不适合吃海鲜、西瓜、绿豆等寒凉食物，适合多吃米粥、山药、芡实、莲子等健脾益气的食物。我们前面提到的"发物"，也是中医范畴上的一种说法，正是基于食物的特性而提出的。"发物"并不是什么毒物，只是在吃的时候要结合自身的身体因素来选择。另外，有些食物可能会降低某些中药的药效，例如我们熟知的生萝卜容易降低人参的药效，所以在服用中药期间，需要听从专业中医医师的指导和建议。总而言之，胃癌患者不宜过分忌口，而应注意因人、因治而异，并且更强调要饮食均衡、加强营养。

医生说的清淡饮食是吃素、无油无盐吗？

　　医生口中的"清淡饮食"是建立在营养均衡的基础上的。真正的清淡饮食是指在膳食平衡、营养合理的前提下，口味偏于清淡的饮食方式，而不是简单地"吃素"或"不吃肉"。长期不合理的素食只会招来营养不良甚至更严重的后果。在素食中，只有豆类蛋白质较高，其他素食中蛋白质含量都很低，而且吸收利用率低。如果长期不吃肉往往会造成蛋白质摄入不足。而蛋白质是我们保证机体健康的重要营养物质，蛋白质不足往往会让我们肌肉丢失、免疫力下降，由此带来诸多健康问题。而且我们人体需要的铁、维生素 B_{12} 也是在动物性食物中含量更多，如果摄入不足容易出现贫血。另外，吃素饱腹感不强，这样反而会增加主食摄入，更容易导致糖尿病、肥胖等。

当然，"清淡"也并不代表"无油无盐"，只是要求控制油盐糖的摄入量，而并非不吃。油脂中含有我们人体必不可少的必需脂肪酸，除此之外油脂摄入不足会造成脂溶性维生素的缺乏。而长期盐摄入过少，会引起很多生理功能紊乱，例如肌肉无力、神疲倦怠等，过分控制盐分的摄入还可能对心脏造成损伤。所以"清淡"不是"油盐不进"，适量才是关键。

清淡饮食的另一关键就是合理的烹调方式，避免油炸、油煎食物，可以选用带有刻度的控油壶来控制油摄入。控盐，除了食盐每天要控制在 5g 以内，还要少吃腊肉、腌菜、咸鱼、咸蛋、香肠、腐乳等食物，更要避免隐形盐的过多摄入，比如酱油、黄豆酱、鸡精等调味品。简单来说，可以多选择蒸、煮、炖、汆、拌等方法烹调食物，避免油炸、油煎、熏烤等方法，调味要做到少盐、少糖、少辣。

胃癌患者为什么容易营养不良？

胃癌和其他肿瘤一样，会在不同程度上干扰营养物质的摄入及利用，久而久之这种干扰不断积累就会对人体产生重要影响，表现出不同程度的营养不良。胃癌患者出现营养不良的原因，主要包括两个方面。

1. 肿瘤对患者造成的直接影响

主要包括肿瘤对营养物质的夺取与消耗，以及肿瘤对机体代谢产生的影响。肿瘤对机体代谢的影响主要是通过释放炎性因子，使机体处于不同状态的炎性反应中，继而出现肌肉蛋白分解、胰岛素抵抗、脂质代谢活跃等代谢紊乱的现象。同时肿瘤还会释放出 5- 羟色胺，它会使患者产生明显厌食感，从而造成摄入不足。

2. 肿瘤对患者的间接影响

胃癌的浸润与转移影响消化道的消化吸收功能，会间接造成患者营养不良。比如出现幽门梗阻时，患者有效进食量就会明显减少，长期的进食不足必然会导致严重的营养不良。患者的营养状况直接影响着患者的治疗效果，如患者出现明显营养不良，则会出现免疫功能低下，使肿瘤"有机可乘"，进一步生长和进展。而肿瘤的不断进展又会使患者出现更严重的营养不良，两者呈现恶性循环。所以，要想取得良好的治疗效果，绝对不能忽视患者的营养治疗。

?076问

胃癌患者能吃膏方吗？

膏方是我国传统的具有滋补、祛除疾病、延年益寿功效的制剂之一，具有补虚扶弱、补中寓治、治中寓补的特点。对亚健康者，平时容易感冒，经常觉得浑身乏力，但没有其他疾病，这类人群冬季适当吃点膏方确实很好。肿瘤患者能不能吃膏方要根据患者所处的阶段与体质来判断。

中医认为，恶性肿瘤产生的过程，其本质是正气虚弱，外邪入侵，导致机体脏腑气血阴阳失调，出现气滞血瘀、痰湿凝聚、热毒内蕴等病理变化，日久而成积块。因此，膏方用药时要分清患者的体质，辨明脏腑阴阳气血之盛衰，采取不同治法以补气、补血、补阳、补阴，以调整阴阳，使阴阳平衡。通过一个冬季相应的药物调理，以帮助肿瘤恢复期患者扶助正气、提高免疫力、改善乏力等诸多的不适症状。

肿瘤患者服用膏方需要辨证开方，一人一方，根据自己的体质及疾病的种类和分期情况，选择相应的中药。经中医医生辨证后，可以吃膏方的肿瘤患者，在服用期间，可以配合服用清热解毒、软坚散结、活血化瘀等具有祛邪作用的抗癌中药，以达到扶正与祛邪有机结合的目的。

化疗期间饮食要注意什么？

　　化疗前宜选择富含优质蛋白的食物，纠正化疗前的营养不良。将优质植物蛋白与动物蛋白搭配食用，如鸡蛋、鱼肉、禽肉、瘦肉、大豆及其制品等，都是非常好的食物选择。如果化疗前出现贫血，也可选择大枣、山药、芝麻、菠菜、枸杞子等具有补益气血作用的食物。增加营养、增强体质，为后续的化疗做好准备。

　　化疗期间一般都会出现恶心、呕吐的消化道反应，宜进食清淡一些的饮食，避免油腻肥厚的食物，可根据患者的食欲、化疗副作用来调整饮食的时间、种类、数量、频次等。注意保证膳食平衡，摄入富含蛋白质（瘦肉、牛奶、蛋类等）和维生素（芦笋、西红柿、猕猴桃、橙子等）的食物，保证饮水量，建议每天 8~10 杯水，总量 2000~3000mL。胃癌患者因手术导致胃容量缩小，很容易出现早饱现象；加上化疗药物的副作用，容易出现恶心、呕吐、食欲不振等胃肠道反应。所以化疗期患者的重要饮食原则之一就是少食多餐。喝水与进餐分开，少量多饮，进食速度不要太快，温度适中不烫不凉。避免空腹治疗，可在化疗前 1 小时左右适当吃一些清淡食物，以提高化疗耐受性。

　　化疗后消化道等不良反应会逐渐减轻，这时应加强营养，逐渐给予高热量、高蛋白、高维生素饮食，注意进食要循序渐进。

?078问

胃癌术后饮食需要注意什么？

胃切除术后一般需要禁食 3 天左右，术后第 4~5 天等胃肠功能逐步恢复，肛门排气并把胃肠减压管拔掉以后，在医生许可后患者可以开始进食。起始阶段饮食应注意循序渐进，少量多餐，可适当进食清流质饮食，如糖盐水或稀米汤、菜汤、清淡的肉汤。30~50mL 起始，逐渐加量至 100~150mL。此阶段要注意避免牛奶及豆浆等易产气的食物。清流质饮食持续 2~3 天，没有明显腹泻腹痛等症状，经医生同意可以过渡到流质饮食，如蛋汤、藕粉、米糊、低脂牛奶、豆腐脑、肉泥汤、果汁等。依然是要循序渐进，从 50mL 起始，逐渐加量至 100~150mL，坚持少食多餐。术后半个月左右，可以适当增加低脂肪、高热量、新鲜易消化的半流质饮食，如米粥、烂面条、蛋羹、馄饨等，每次 250~300mL，依旧是少食多餐，每日 6~7 餐。此阶段应注意避免叶菜、鲜豆类、油炸食品等不易消化的食物。术后 1 个月左右可进食软食，如稀饭、面条、瘦肉丸子、水煮蛋、少渣蔬菜（嫩的绿叶菜、菜花、生菜等）及细软的水果，注意暂时少吃纤维素较高的蔬果，注意营养均衡搭配。软食阶段一般持续 3~6 个月，没有明显腹胀腹痛等症状，就可以逐渐过渡到普通饮食。术后半年至一年之内饮食注意清淡好消化，避免刺激性、粗硬、油腻及过冷过热的食物，如辣椒、胡椒、芹菜、蒜苗、干豆、肥肉、油条、奶油蛋糕等。

总是觉得没力气怎么办?

胃癌患者出现乏力现象很常见,主要是由于患者自身的能量消耗过大以及各种治疗影响患者生理功能导致的。如贫血、营养不良、手术、放化疗副作用,或者失眠、疼痛等。当患者出现疲劳乏力时,可以通过下面这些措施来加以缓解。

(1)出现乏力症状要及时告诉医生,明确诱因,有针对性地进行调治。

(2)日常生活中,要合理规划自己的活动量,不能做过多的运动,但也不能每天坐着躺着不动。中医认为"久卧伤气",长久缺乏运动反而会出现或加重乏力症状。

(3)脱水也会加重乏力的感觉,所以我们平时要多喝水。另外,如果伴有体重下降的情况,还可以多喝点水果汁、牛奶等含有能量的饮料。

(4)要保证每天充足的休息。可以每天有1小时左右的午睡时间。在休息时可以听听音乐、读读书。

(5)注意不要吃太甜的食物,这会形成血糖的高峰,过后会加重乏力感。建议以清淡易消化吸收的食材为主,可以多吃富含糖类和蛋白质的食材,如香菇、蘑菇、灵芝、山药、大豆、豆腐、鸡肉、鱼肉等。对于气虚乏力的患者,可选择食用益气类食材,如黄芪、太子参、山药、大枣、茯苓、鸡内金等;对于血虚乏力的患者,可食用当归、地黄、龙眼肉、枸杞子、大枣、猪血、猪肝等补血类食材。

（6）可以通过穴位按摩、艾灸等方法进行自我调理。例如选择大家最为熟知的足三里穴进行点揉按摩或是艾灸，可以起到益气扶正的效果。点按我们足底的涌泉穴，可以起到宁心安神的作用。

食欲减退怎么办？

由于肿瘤本身或抗肿瘤治疗引起的相关不良反应，常常会对患者食欲产生明显影响。食欲减退会导致患者体重丢失和精力下降，影响生活质量，不利于患者的后续治疗。当患者出现食欲减退的情况，可以通过以下这些方法来加以改善。

（1）不要拘泥于一日必须三餐，或是一餐必须达到某个量，要根据自身的具体情况适量进食，可以少食多餐。

（2）注意进食的时候少喝水，以免过早产生饱腹感。饮水可以在餐间进行。

（3）注意营造良好的就餐环境和氛围，如选择自己喜欢的餐具，进餐时可以播放喜欢的音乐等。

（4）注意不宜长久坐卧不动，应保持适当的体力活动，来帮助增加饥饿感，比如餐间散会儿步就是不错的选择。

（5）多了解各种食物所包含的能量和蛋白质情况，尽量选择富含能量和优质蛋白的食物。身边可常备这类零食，感觉饥饿时可随时进食。

（6）根据自己的喜好进食，不必勉强自己吃不喜欢的食物。

（7）平时可以顺时针按摩腹部，来促进胃肠蠕动，促进消化。

（8）如果感觉自己进食方面有问题，应及时联系医生进行指导、治疗。

胃癌患者贫血可以吃点什么？

胃癌患者发生贫血的风险非常高，大致可以分为两个原因。一是肿瘤本身或抗肿瘤治疗，如肿瘤导致的失血、消化吸收障碍，化疗导致的骨髓抑制等都会引起贫血。二是营养不良，最常见的是在胃癌手术后，铁吸收障碍导致的贫血。长时间贫血会使机体处于缺氧的状态，而缺氧可间接促进肿瘤的生长和发展，使病情变得复杂；贫血还会干扰抗肿瘤治疗的效果，比如降低放化疗治疗的敏感性，增加术后感染性并发症的发生风险等；贫血引发的疲乏、注意力不集中、记忆力减退等症状对患者的心理和生理都有较大的负面影响，患者可能出现抑郁消极的情绪，生活质量也会大大降低。

营养不良引发的贫血，可以通过补充造血原材料来改善，如铁、维生素 B_{12}、叶酸等。除了治疗以外，患者也可以从日常饮食上来改善。纠正偏食的习惯，尤其是部分长期饮食偏素的患者，可适当地食用动物类食物。多食用富含铁的食物，如动物血（鸭血、猪血）、动物内脏（猪肝、鸡肝）、瘦肉等。注意在食用富含铁的食物同时，也要多摄入富含维生素 C 的食物，因为维生素 C 可以促进铁在人体中的吸收，比如油菜、番茄、小白菜、猕猴桃、沙棘等。多食用富含维生素 B_{12} 的食物，如鱼禽肉、动物内脏、蛋类等。多食用富含叶酸的食物，如动物内脏（肝脏、肾脏）、蛋类、深绿色蔬菜（鸡毛菜、芦笋、油菜）等。

晚上总是失眠，生活中应注意什么？

胃癌患者常常由于恐惧、压力、焦虑、抑郁等情绪影响，以及疼痛、恶心、呕吐等躯体症状而出现失眠。而失眠又可以导致患者疲乏无力、情绪障碍、免疫功能降低，严重影响癌症患者的生活质量和临床治疗效果。下面介绍几种方法来帮助患者改善睡眠。

1. 饮食方面

限制食用糖分过高的饮料或点心，这类食物会消耗人体内的 B 族维生素，尤其是维生素 B_6。它能维持神经稳定性、消除焦虑，如果与维生素 B_1、维生素 B_2 相互作用，在脑中合成血清素，有助于体内色氨酸转换成褪黑素，可缓解失眠的问题。

多食用一些有助于镇静安神的食物，如百合、莲子、酸枣仁、龙眼和大枣等。另外，小米粥就有很好的安眠作用，晚餐喝粥，助眠又安神。不要过多饮用浓茶或咖啡。浓茶里的茶碱和咖啡中的咖啡因含量都较高，这二者都会刺激神经兴奋，加重失眠问题。

2. 运动方面

进行适量的运动能够帮助我们提高睡眠质量。可以是简单的散步，骑自行车，伸展运动，瑜伽或进行轻重量的力量锻炼等。

3. 起居方面

保持规律的作息时间，养成良好的睡眠习惯，夜间关掉任何电子设备，不在床上做诸如看书、玩手机、吃东西、听收音机、思考复杂问题等与睡眠无关的事。睡前可以进行温水足浴，按摩一下涌泉穴、神门穴、安眠穴、百会穴等，可以根据个人喜好选择轻柔的助眠音乐。

4. 情绪方面

保持积极乐观的心态，要放松情绪，积极面对疾病，有战胜疾病的信心，平时可常和家人、朋友们聊天、出去游玩散心等。

?083问

胃癌患者常有哪些心理问题?

胃癌不仅会对患者的身体造成损害,也会使患者产生各种心理问题,这些心理问题因人而异,也因时而异。当患者刚被告知得了胃癌时,常常会对诊断结果表示怀疑,拒绝接受现实,甚至产生愤怒的情绪,在日常生活中变得暴躁、易怒;而当患者逐渐接受现实并开始治疗后,由于担心放化疗的副作用,又会产生恐惧、焦虑的心理,甚至不配合治疗;经过长时间的抗癌治疗,患者不仅会有不同程度的身体损伤,也会形成巨大的精神压力,从而产生抑郁、焦虑的情绪,严重者甚至会放弃治疗,产生轻生的念头。

目前相关研究表明心理因素对疾病的发生、发展和预后具有重大影响,因此治疗过程中要兼顾生理与心理健康。

患者可积极与医护人员、家属和朋友沟通交流,将负面、消极的情绪宣泄出来,减轻心理压力;也可以通过了解胃癌的相关知识,消除知识盲区,减轻恐惧、焦虑的心理,树立战胜疾病的信心。中医情志疗法则认为应"移情易性",即通过听音乐、体育锻炼、社会活动等方式培养情操、陶冶性情,分散患者对疾病的注意力,从而改变不良的情绪状态。

胃癌术后如何促进恢复？

1. 营养支持

强调早期营养支持，在恢复经口饮食后，根据患者耐受情况补充膳食纤维丰富、优质高蛋白饮食，如瘦肉、蛋类、奶类以及各类新鲜蔬菜等，避免辛辣油腻刺激性食物，以此促进消化道功能恢复，减少术后并发症。

2. 疼痛控制

疼痛是造成癌症患者主要痛苦的原因之一，一般以药物治疗为主。如出现轻度疼痛，可通过聊天、听音乐、进行各类活动等方式转移注意力，也可服用非阿片类镇痛药，如阿司匹林、对乙酰氨基酚等；如出现中度疼痛，可服用弱阿片类药物，如可待因、曲马多等；如出现重度疼痛，则需服用强镇痛药物治疗，如吗啡等。结合患者的总体身体状况及生存期，也可以选择外科手术切断传导痛觉的神经纤维。

3. 心理干预

有研究表明，乐观、积极的正面情绪有助于恢复健康。同时健康的生活、工作和饮食习惯，科学合理的作息计划也是不可或缺的一部分。

4. 中医药

通过辨证论治，合理运用中药，以及针刺、穴位贴敷、艾灸、耳穴压豆等中医外治法，整体调节脏腑功能，提高机体免疫力。

胃癌患者能生育吗？

这个问题需要从两方面来解释，一个是胃癌本身对生育有没有影响，另一个是抗癌治疗对生育有没有影响。

胃癌是一种消化道肿瘤，当没有发生生殖系统转移（如子宫、卵巢、前列腺、睾丸等）时一般不会对患者的生育能力产生影响。但由于胃癌是消耗性疾病，会影响人体营养吸收，不利于胎儿生长发育，所以建议女性胃癌患者待病情稳定后再考虑是否生育。

目前胃癌的抗癌治疗主要包括外科手术治疗、放疗、药物治疗等。其中外科手术治疗不会对生育产生影响，而放疗由于影响卵子、精子的质量，会造成一定程度的生育障碍，这与照射剂量、时间、部位等相关。胃癌的药物治疗又分为化疗、靶向治疗、免疫治疗等，化疗药（如替吉奥、卡培他滨等）有细

胞毒性，会降低生育能力，并可致胎儿畸形、死亡；靶向药物
（如阿帕替尼、曲妥珠单抗等）对生育力的影响目前尚不清楚，
但会使胎儿发育异常、严重畸形甚至死亡；免疫治疗（如信迪
利单抗、纳武利尤单抗、替雷利珠单抗等）由于影响免疫系统，
会增加流产、胎停的风险。所以建议患者在药物治疗期间做好
避孕措施。

胃癌患者可以运动吗？

胃癌患者常有持续存在的疲劳、乏力、嗜睡、注意力不集
中等主观体验，且休息不能缓解，这不仅严重影响患者的康复
和生活质量，还可能导致病情加
重，甚至中断治疗。目前有研究
表明，有规律的有氧运动可以改
善人的生理和心理状态，提高生
活质量，并可减少心血管等疾病
的发生。且中医认为脾主运化，
在体合肌肉，适当运动可促进脾
胃的运化功能。因此可以根据患
者耐受情况选择慢跑、快走、游
泳、骑自行车、家务等活动，并
制定合适的运动计划。

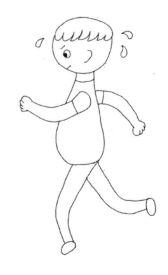

087问

家务劳动可以代替运动吗？

很多人认为，自己做家务时，一会儿弯腰，一会儿下蹲，擦擦洗洗，这样就得到了运动，然而事实并非如此。很多家务都是重复、繁琐、枯燥的，这会让人身心俱疲；而且做家务时消耗热量少，属于低强度运动，并不能有效改善心肺功能；同时在做家务时需要长时间的保持低头、弯腰、下蹲、跪地等姿势，这可能会损伤脊柱、关节等部位。因此通过做家务活动替代体育锻炼是不可取的。

088问

胃癌术后可以正常上班吗？

胃癌术后能不能正常上班？多久才能上班？能做什么工作？这些都是患者常常面临的问题。

我们认为胃癌治疗后完全有可能工作，许多调查发现当癌症患者参加工作后，精神上能获得愉快和满足感，同时也能转移注意力，这对疾病康复有好处。目前胃癌虽已非不治之症，但消极地认为永远丧失工作能力，或者不顾病情和身体条件硬撑着工作都是不恰当的。至于多久才能上班则因人而异，因社会、家庭条件而异，一般早中期患者经过手术或放化疗，半年至一年后根据病情可以考虑从事较轻的工作，而晚期患者病情重，不推荐再工作，并且在康复过程中要根据自身的病情、体力和精力等来安排合适的工作，避免在放化疗期间工作。我们在日常工作中常常只关注体力消耗，忽视了脑力劳动，其实脑力劳动消耗的能量绝对不低，因此建议患者从简单轻松的工作开始，逐渐增加工作量，同时必须定期检查。

预防篇

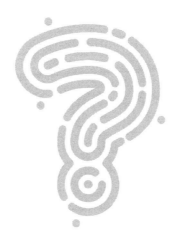

胃癌能预防吗？

通过前面的介绍，我们已经对胃癌有了一定的了解，知道胃癌的发生与环境、饮食、生活方式、遗传、免疫等因素相关，胃癌虽然可怕，但它其实是可防可控的。从正常细胞演变为癌细胞，再形成危及生命健康的胃癌，胃癌的发生是一个长期、慢性、多阶段的过程。世界卫生组织提出：三分之一的癌症完全可以预防；三分之一的癌症可以通过早期发现得到根治；三分之一的癌症可以运用现有的医疗措施延长生命、减轻痛苦、改善生活质量。采取积极的预防措施，如健康饮食、控烟限酒、作息规律、早期筛查等，能够显著降低胃癌的发生。只要我们对胃癌发生的危险因素给予足够的重视，积极预防，定期筛查，及早诊断并治疗癌前病变和癌前疾病，便可以大大降低胃癌的发生和发展。

什么是胃癌的三级预防？

1. 一级预防

病因预防，也就是针对已知的致癌因素，通过科普宣教，避免或消除各种导致胃癌发生的危险因素，主要包括以下几点。

（1）改变不良的饮食习惯：少吃煎、炸、烤、腌制及烟熏食物；不吃过烫、生冷或霉变食物；低盐饮食，多吃新鲜蔬菜、水果、蛋白质丰富的食物；避免进食粗糙的食物，提倡细嚼慢咽，家庭分餐制。

（2）养成良好的生活方式：不吸烟，少饮酒，少吃夜宵；按时作息，保证睡眠，控制体重，劳逸结合；保持情绪舒畅，心情开朗，避免身体和心理过度疲劳。

（3）积极治疗癌前疾病。

2. 二级预防

早期发现，早期诊断，早期治疗。二级的预防核心就是定期体检。特别是对高危人群进行体检，以期能够早期发现、早期诊断、早期治疗，阻断疾病向更严重的方向发展。胃癌高危人群建议每年进行一次胃镜检查，非高危人群两次筛查间隔不超过 3 年。

3. 三级预防

改善生活质量，延长生存时间。对早、中期患者积极施行根治性手术治疗，对某些中、晚期胃癌患者进行综合治疗，以提高生存率；采取措施防止胃癌复发，避免疾病进展。

吃大蒜可以预防胃癌吗？

　　研究发现，大蒜中所含的大蒜素确实具有防癌抗癌的作用，但就我们平时常规的饮食量，远远达不到防癌抗癌的效果，我们不能指望只吃单一的一种食物就能起到防癌抗癌的效果。

　　中医认为大蒜性温，味辛，具有解毒消肿、杀虫、止痢的作用，确实是药食同源的好东西。但是大蒜的温燥之性容易伤阴动血，因此不适合体内热盛或阴虚血弱的人群。大蒜会刺激胃酸分泌、增加对肠壁的刺激，因此对于有胃肠道溃疡、腹泻的人群反而可能会加重病情。

　　目前研究表明，每天摄入足够的谷物、膳食纤维、蔬菜和水果有助于预防癌症。维持人体正常生理代谢需要多种营养元素，健康饮食、均衡营养才是降低癌症风险的有效措施。

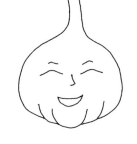

"素食主义"可以预防胃癌吗？

　　都说胃癌是"吃"出来的癌症，过多摄入高蛋白质、高脂肪食物或煎炸烧烤食物会增加致癌风险，加工肉类、烤肉、红肉也都被世界卫生组织列为致癌物。因此，很多人就会说，那我就吃素吧，吃素就不会得胃癌了吧？其实并不是。素食含有的动物脂肪较少，这对心脑血管疾病、高胆固醇血症患者确实有益，但是目前并没有证据证明纯素食能够防癌，而且长期只摄入素食，会导致营养不良，多种维生素和矿物质缺乏，不利于人体健康。肉类并不只是脂肪和胆固醇的代名词，它们还含有丰富的蛋白质、维生素以及各种微量元素。如果我们长期践行"素食主义"，身体的营养全面性就会大打折扣，机体健康水平就会下降，反而更容易增加患癌的风险。

因此，无论是素食还是荤食，都不可以两极化，重点是要合理搭配饮食，不偏食、不挑食，保持营养均衡，这才是防癌抗癌、保持身体健康的关键。

运动可以预防胃癌吗？

这个答案是肯定的。世界卫生组织就曾经公布，运动不足是全球死亡风险因素之一，长期缺乏运动，身体组织器官机能将下降30%，罹患癌症的风险会显著增高。和不运动的人群相比，每天进行短暂的运动有助于提高免疫力、改善心情、缓解压力、预防多种疾病发生。更有多项研究表明，运动能够预防癌症。有研究发现，长期运动的人体内会释放一种肌细胞因子，能够减缓癌细胞的生长。同时，长期规律运动，能够增强人体对氧气的摄取和利用，而癌细胞是一种厌氧细胞，喜欢在缺氧环境中进行"生产繁殖"，运动可以纠正机体的低氧状态，从而使得体内的癌细胞无处可藏。

保持健康体重是预防胃癌很重要的一环。健康体重通常用体重指数（BMI）来计算衡量，BMI= 体重（千克）/ 身高（米）的平方，我国正常成人 BMI 具体标准为：①低体重，BMI < 18.5kg/m²；②正常体重，BMI 为 18.5~23.9kg/m²；③超重，BMI 为 24.0~27.9kg/m²；④肥胖，BMI ≥ 28.0kg/m²。有规律的运动，并限制高能量食物的摄入，保持能量摄入与消耗平衡，是保持健康体重的关键。

世界卫生组织建议，成人最好每周至少进行 150 分钟的中等强度身体活动，或 75 分钟的高强度身体活动，或相当活动量的组合，低于这个标准即被认为是身体活动不足。所谓的中等强度运动，就是运动时"感觉吃力但又不十分劳累"，更适合一般锻炼人群。它具体表现为运动中呼吸频率加快、心跳加快，微微出汗，微喘，但可以与人简单交流，以心率不超过"170 − 年龄"为宜，同时，第二天感到不劳累为好。需要提醒的是，运动虽好，但要注意控制强度，量力而行，切不可勉强自己进行超负荷的运动。

094问

感染幽门螺杆菌就一定会得胃癌吗？

　　幽门螺杆菌与胃癌之间的关系一直都备受关注，世界卫生组织在 1994 年就已将幽门螺杆菌列为一级致癌因子，大家通常就把幽门螺杆菌感染与胃癌画上了等号。流行病学调查发现，幽门螺杆菌感染率高的地区，胃癌的发病率也相对较高；幽门螺杆菌阳性人群发生胃癌的风险高于阴性人群，通过动物试验也发现，感染幽门螺杆菌可引起胃黏膜细胞的癌变。幽门螺杆菌感染与胃癌之间确实存在密切的关系。但是，幽门螺杆菌感染并不意味着将来就一定会得胃癌。其实，有超过 50% 的正常成人感染幽门螺杆菌，但是感染者中仅有 1%~2% 发生胃癌。胃癌是一种复杂的疾病，它的发生发展是多种因素共同作用的结果，相关因素如饮食习惯、生活方式、家族病史等都在胃癌的病程进展中起到了作用，因此不能简单地将幽门螺杆菌感染和胃癌直接画上等号。

？095问

如何预防幽门螺杆菌感染？

　　我们先来了解一下幽门螺杆菌的感染途径，一般来说，幽门螺杆菌的感染主要通过口－口和粪－口途径。人体的唾液里面是可以找到幽门螺杆菌的，当情侣在深度接吻的时候，幽门螺杆菌的传播就会畅通无阻。另外还有一些生活习惯，例如多人共用餐具、水杯、牙刷，咀嚼食物喂食婴幼儿等，都会加大幽门螺杆菌口－口传播的风险。幽门螺杆菌也能够通过粪便排出体外，如果有人食用了被污染的食物或水源，就很有可能发生幽门螺杆菌的粪－口传播。此外，幽门螺杆菌在低温中存活的时间比较久，所以在很多生冷食物中时常会检测出幽门螺杆菌，因此经常吃生冷食物也非常容易感染幽门螺杆菌。

　　了解完幽门螺杆菌的感染途径，想必大家都非常关心，日常生活中我们应该怎么做才能预防幽门螺杆菌的感染呢？

　　（1）注意饮食卫生。平时要做到生、熟食品分开，尽量少吃生冷食物，应将食物煮熟后再吃。餐具器皿勤清洗、高温消毒。餐前、便后要洗手。家庭或外出聚餐时倡导分餐制，或使用公筷、公勺等，避免咀嚼喂食婴幼儿。保护水源干净卫生。

　　（2）注意口腔卫生。有些人在刷牙的时候只是刷上一两分钟应付一下就完事了，其实口腔如果没有清洁到位的话，很容易导致幽门螺杆菌在龋齿和牙菌斑当中生存并且繁殖。所以大家在平时一定要多加注意口腔卫生，早晚都要刷牙，吃了东西之后也尽量要漱口，定期洗牙。单独使用水杯、牙刷，并定期更换。

（3）保持良好生活作息及心理状态，加强运动，提高机体免疫力，有助于幽门螺杆菌的预防。

对于大多数人来说，只要养成良好的饮食习惯和生活方式，就可避免感染幽门螺杆菌。

幽门螺杆菌阳性一定要治疗吗？

流行病学调查显示我国幽门螺杆菌的感染率很高，前面我们也有介绍，有超过 50% 的正常成年人感染幽门螺杆菌，对于如此庞大的感染人群，并不是人人都需要根除治疗，"杀菌与否"是需要评估的。目前认为，对于消化性溃疡（无论是否活动和有无并发症史）和胃黏膜相关淋巴组织淋巴瘤患者，强烈推荐根除幽门螺杆菌；对于慢性胃炎伴消化不良症状、慢性胃炎伴胃黏膜萎缩糜烂、早期胃肿瘤已行内镜下切除或胃次全手术切除、长期服用质子泵抑制剂、有胃癌家族史、计划长期服用非甾体抗炎药（包括低剂量阿司匹林）、不明原因的缺铁性贫血、特发性血小板减少性紫癜、其他幽门螺杆菌相关性疾病患者，推荐根除幽门螺杆菌。对于主动筛查发现幽门螺杆菌感染的人群，应该充分评估根除治疗的获益、一般健康状况，以及药物治疗可能带来的不良反应，进行个体化处理。

老年人是成人幽门螺杆菌感染的"特殊"人群。第一，老年人感染率较高。大部分研究显示，幽门螺杆菌的感染率会随着年龄的增长而升高：在没有症状的老年人中，感染率为40%~60%；而在存在胃肠道疾病的老年人中，感染率可达70%以上。第二，老年人常常因为其他疾病而增加了服用抗生素或者抑酸药物的机会，这就会造成幽门螺杆菌检测的"假阴性"结果，容易发生漏诊。第三，老年人非甾体抗炎药物服用率较高。这类药物中，大家最熟悉的就是"阿司匹林"。阿司匹林作为预防和治疗心脑血管疾病的常用药，在为很多老年人提供保护的同时，也在很大程度上增加了消化性溃疡发生的风险。而消化性溃疡，不论是否活动和有无并发症，都是幽门螺杆菌根除的强烈推荐指征之一。第四，随着年龄的增长，老年人的肝肾功能会逐渐减退，对治疗药物的耐受性和依从性就会随之降低，因此发生药物不良反应的风险就会明显增加。老年人身体状况不一，根除幽门螺杆菌获益也各不相同，因此，老年人如果证实存在幽门螺杆菌感染，建议到医院进行综合评估，以进一步拟定个体化的处理方案。

097问

根除幽门螺杆菌后是不是就不会得胃癌了？

尽管根除幽门螺杆菌是胃癌的一级预防措施，但是根除治疗成功并不意味着就可以高枕无忧了。诱发胃癌的因素很多，如长期吸烟饮酒，摄入腌制、熏制、煎炸、烧烤等不健康食物，生活作息不规律，不良情绪，家族遗传等，而幽门螺杆菌只是众多"帮凶"之一，所以，不能说根除幽门螺杆菌后就一定不会罹患胃癌。但治疗幽门螺杆菌是目前预防胃癌重要的可控危险因素，可大大降低胃癌的发生风险。此外，幽门螺杆菌根除后仍然有再次感染的可能，所以，即便幽门螺杆菌被顺利根除，也不能放松警惕，仍然需要注意个人卫生，避免相互传播，要定期体检，避免幽门螺杆菌趁虚而入，"卷土重来"。

萎缩性胃炎一定会癌变吗？

　　萎缩性胃炎确实是胃癌最常见的癌前疾病，但绝不是说患了萎缩性胃炎都会变成胃癌。一般来说，大多数胃癌的发展遵循如下规律：非萎缩性胃炎→萎缩性胃炎→肠上皮化生→异型增生→癌。可见，从萎缩性胃炎发展到胃癌，中间还要经过肠化生、异型增生两个阶段，要发展到胃癌往往需要几年甚至几十年的时间。事实上，萎缩性胃炎只有极少一部分可能发展为胃癌，只有中重度萎缩性胃炎并且伴有中重度肠化生或异型增生者，发生胃癌的风险才大大增加。需要注意的是，萎缩性胃炎患者大多没有临床症状，很多人是体检发现的。而且，即便出现一些消化不良的症状，比如腹胀、反酸、嗳气、胃痛等不适，其严重程度与内镜检查和病理状况也不一定相关。因此，不能根据症状是否明显来判断胃黏膜萎缩的程度。对于萎缩性胃炎，既不用恐慌，也要认真对待，密切观察。坚持一定时间内定期胃镜随访非常有必要，也很重要。萎缩性胃炎不伴肠化生和异型增生者可每 1~2 年进行胃镜随访；中重度萎缩伴肠上皮化生者 1 年复查胃镜一次；萎缩性胃炎伴低级别上皮内瘤变（轻度异型增生）者每 6 个月复查胃镜一次；萎缩性胃炎伴高级别上皮内瘤变（包括重度异型增生和原位癌）者确诊后需立即进行内镜下治疗或手术，切除病灶。

误区篇

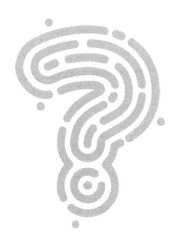

?099问

癌症是不治之症，得了就只能听天由命了，对吗？

错！

以前由于癌症的诊疗手段有限，很多患者在发现时就已经是中晚期了，治疗效果不好，所以生存期、生存质量也比较差，以至于大家谈"癌"色变。随着科学技术的发展和诊疗水平的提高，以及早筛早诊早治理念的普及，很多癌症可以通过早期检查发现，就比如胃癌，胃镜就能发现癌前病变及早癌，还能直接在胃镜下完成治疗。而且，这些年肿瘤治疗也出现了很多新的药物和治疗手段，哪怕是已经到了中晚期也并非是无药可医。以胃癌为例，以往到了中晚期、错过手术机会只能化疗的患者生存期可能只有不到1年的时间，但是随着靶向药物、免疫治疗药物的出现，很多胃癌患者坚持有效治疗、获得长期生存已经成为一种可能。

世界卫生组织早已经将癌症定义为可防可控的慢性病，癌症开始进入慢病化管理时代。也就是说，癌症可以像高血压、糖尿病等慢性病一样，只要大家养成良好的生活习惯，早发现、早治疗，完全能够有效地"大事化小"，即便查出癌变，也不要沮丧，通过治疗也能够实现癌变与机体长期"和平共处"。而有些人得了癌症之后自暴自弃、听天由命的想法是非常不利于癌症的治疗的。患者应该保持良好的心态，积极配合医务人员的治疗，建立战胜癌症的信心。

中医治疗只能用于癌症晚期吗？

错！

中医通过望闻问切，把握患者气血阴阳的盛衰，"辨证"与"辨病"相结合，个体化治疗不同的癌症患者。

手术、放化疗、靶向免疫等疗法都是以灭瘤减瘤为目的的，虽然在一定程度上缓解了病情，但是随之而来的不良反应不容忽视。中医治疗恰好能弥补西医疗法的不足，减轻手术、放化疗、靶向免疫治疗的不良反应，改善患者生活质量，助力患者"过关斩将"。

而且中医治疗讲究"未病先防，既病防变"，即没有疾病的时候要注意预防，患病之后要注意防止进一步的恶化和传变。应用在癌症防治上就是起到"治未病"、防癌变的作用，比如通过中医药的及早干预，能够防止慢性胃炎向慢性萎缩性胃炎到胃癌的演变。

对于一些晚期的患者，不适合手术、放化疗等抗肿瘤治疗。而采用中医药治疗，扶正祛邪，则有助于控制肿瘤，减轻症状，改善生活质量，延长生存期。

所以，中医药在癌症治疗中应该参与全程管理，但无论是中医还是西医治疗，一定要找准切入点才能充分发挥它的优势。相信通过中西医结合治疗，能够更好地帮助患者对抗病魔。

?101问

中医治疗就只是喝喝中药？

当然不是！

说起中医治疗，大家首先想到的可能就是喝中药了，但其实中医药防治肿瘤的方式多样，除了传统的方药汤剂外，还有使用相对方便的中成药，以及中药注射剂等，另外中医外治也是非常重要的手段之一。通过辨证分析，医生可以选用不同的方药对癌症患者各个阶段的不同病证进行治疗，因此喝中药成了非常多癌症患者的选择。但除此之外，中医外治作为突出"非药物疗法"特色的中医疗法，和内治法一样，都是以中医的整体观念和辨证论治思想为指导，只是不同点在于它是将药物、手法或器械施于皮肤、腧穴、孔窍等部位，以发挥其疏通经络、调和气血、解毒化瘀、扶正祛邪等作用，使失去平衡的脏腑阴阳得以重新调整和改善，从而促进机体功能的恢复。主要治疗方法有针灸、拔罐、刮痧、推拿、腕踝针、穴位贴敷、耳穴压豆等。

癌症患者病情多变，并发症复杂，外治法在疾病各个阶段也都可以应用，内外并治能够有效控制临床症状，减轻癌症患者术后和放化疗、靶向免疫治疗期间的不良反应，改善生活质量，延长患者生存期。尤其对于晚期癌症患者，正气已虚，不耐攻伐，脾胃吸收功能较差，单靠内服汤药效果不佳或无法口服中药的，外治疗法更加突显优势。

?102问

西医治疗伤害太大了，只要中医治疗可以吗？

　　任何治疗都有其优点和局限性。中西医虽然理论体系不同，但是各存优势，更可以优势互补。肿瘤的治疗讲究多学科综合应用，要根据肿瘤的部位、病理类型、临床分期，以及患者的身心状况等情况，有计划、合理地应用现有的各种有效治疗手段，以取得最好的治疗效果，最大限度地改善患者的生活质量。比如早期肿瘤患者，能手术的还是要尽快手术，能够进行放化疗等抗肿瘤治疗的切不可错失机会，尽早对肿瘤进行控制，此时中医治疗则有助于术后康复、减轻毒副作用等；对于一些晚期患者，无法手术且不耐受放化疗的，中医药治疗则可以扶正祛邪，有助于控制肿瘤、改善生活质量、延长生存期。临床实践证明，中西医协同参与癌症治疗能够给患者带来更大的获益。

　　所以要相信医生能在对患者病情的综合评定后研究出最有利于患者的治疗方案。绝不要因噎废食，因为害怕西医副作用而武断地拒绝西医治疗，这对于患者的预后是非常不利的。

? 103问

补药好还是"毒"药好?

中医在治疗癌症的过程中会使用一些带毒的药物,通过一定的炮制手段或者配伍方法来减轻毒性加强药效,从而治疗癌症。使用这类药物治疗癌症在我国已经有非常悠久的历史,还形成了非常多的民间偏方,甚至传奇故事,因此很多癌症患者不管自己是否适合,迷信"毒"药"以毒攻毒"的作用,一味地选择服用有毒的中药,比如七叶一枝花、斑蝥、蜈蚣、全蝎、露蜂房、壁虎等;或是清热解毒的中药,如半枝莲、半边莲、白花蛇舌草、夏枯草等。但是这类"以毒攻毒"的药物往往会对人体造成非常大的伤害,在没有科学研究的基础上,盲目服用这些药物会对人体造成何种伤害是不明确的。即使是专业的医生在使用"毒"药时也得慎之又慎,避免造成不良影响。而患者更不能去自行盲目使用这些药物,甚至超量长时间使用。

肿瘤患者尤其是晚期及术后的患者常伴气血不足,会出现乏力等症状,于是有不少患者和家属认为补药可以改善乏力症状,并且增强免疫力,防止肿瘤复发转移。他们不管经济状况如何,四处找寻各种贵重补药,如野生灵芝、冬虫夏草、西洋参、高丽参、鹿茸等。当然正确地使用补药可以帮助患者调补气血、扶正培本,但是要记住任何药物在过量使用的情况下都会对身体造成负担。所以使用补药也要注意用法用量,并且在专业医生的指导下使用。

中医药抗癌重视治病求本，强调整体观念，扶正与祛邪并重。只有了解了患者"正气虚亏、邪气盛衰"的状况，才能够对症下药，治疗的关键在于合理组方，辨证施治！并非单用清热解毒药来祛邪，或是单用人参、灵芝等补药来益气扶正，就能解决患者"正虚邪盛"的病理状态。并非昂贵的药才是好药，名贵补药也未必适合每个患者。一定要听从专业医生的指导，记住辨证施治才是最好！

祖传秘方、偏方有奇效？

由于中医历史悠久，流传到现在的偏方秘方非常多，而有些晚期癌症患者病情发展迅速，常规治疗束手无策，或是有些患者经济拮据，无法承担昂贵的治疗费用时，患者或是家属都会千方百计地寻找各种所谓的抗癌秘方、偏方。有的甚至还会去山林里自己挖"草药"来服用。中医讲究四诊合参，辨证论治，即使是同一类型同一分期的癌症，不同的人的中药处方也会不一样，千篇一律的"抗癌秘方"并非适合所有人服用。所以万万不可轻信"民间偏方"，一定要去正规医院找专业医师开具处方，根据医嘱服用，更不可自行上山挖取，熬制服用，否则很容易中毒，甚至造成各脏器功能受损等不可逆的伤害。

现在的中医医疗技术在发展，对于古代中医技术的传承也还在继续。非常多疗效好的古方经典也已经被继承和改进，并且在临床上大量使用，取得了非常不错的疗效。所以患者可以去相信医院医生，而不要因为迷信偏方耽误病情。

吃太好会把癌细胞养大，不吃就能把它们饿死？

错！

有很多癌症患者认为得了癌症就不能吃营养丰富的食物，否则会给癌细胞补充营养，让癌细胞"茁壮成长"。但其实目前没有证据表明，吃的越好、吃的越多癌细胞就长得越快。癌症发生和发展转移的原因机理非常复杂，如果将其笼统地归纳为"吃太好"是非常错误的。事实上，癌细胞生长速度跟患者吃多少营养无关。恰恰相反，癌症患者本身就容易营养不良，如果我们摄入的营养物质不够，会导致体重持续降低、免疫力降低，手术或放化疗的耐受性降低，并发症的风险增加，这时候癌细胞更会"趁虚而入"。

其实很多癌细胞都是以葡萄糖为供能物质的，也就是我们平时吃的主食，因此，肿瘤患者可以应用一部分粗粮代替精米白面，同时，应适量增加肉蛋奶及新鲜的蔬菜水果的摄入，以保证优质蛋白、维生素、微量元素的摄入量。

所以癌症患者不光要吃，还要吃好吃对，要营养均衡饮食，针对患者的身体情况补充相应的营养，也可以通过咨询医生或营养师来判断自己的饮食是否合适。

喝汤更有营养？

　　在大部分人的传统观念里，煲汤大补，所有的营养精华都在汤里。这其实是错误的。汤里面的营养成分很少，只占原料的 5%~10%，且大多为维生素、无机盐等成分，而我们常常看到汤里面的白色物质，多为脂肪，如果经常喝这样的高汤，只会摄入过多的饱和脂肪酸，并不能提供我们身体所需的优质蛋白。癌症患者本身胃肠功能可能就较弱，过多进食汤类会影响其他食物的摄入，反而对患者的营养吸收造成负担。大部分的营养成分，尤其是蛋白质，其实都留在"渣"里，所以想要多补充营养，应该尽量汤和"渣"一起吃。对于吞咽困难、咀嚼困难等患者，需要进食流质饮食的话，可以将各种食物，如粮食类、蛋类、肉类、奶类、豆制品类、蔬菜类等，分别制备软烂，单独或混合用破壁机打碎，制成糊，熬成粥，这样既便于吞咽又有利于消化吸收。

? 107问

手术之后要多吃保健品?

手术之后患者的身体比较虚弱,这个时候的确可以通过补充营养来促进患者恢复健康。但是怎么补充,补充多少,补充哪一方面的营养都是需要科学依据的,不能贪多贪快,也不能胡乱选择。事实上手术后体质的恢复需要均衡的营养,如摄入蛋白质、维生素、热量等。如果基本营养不能得到保证的话,一味地摄取冬虫夏草、燕窝、灵芝孢子粉等补品、保健品是达不到预期效果的。而且患者刚接受手术治疗,本来胃肠功能就比较差,这时再给患者不恰当地进补,反而会给胃肠带来负担,出现消化不良、腹胀、便秘等症状。此外,保健品也不可避免地具有一定的毒副作用,比如肝肾功能损害等,切忌盲目自行服用。同时,需要提醒广大患者和家属,目前市面上的各种保健品鱼龙混杂,有些商家还会利用癌症患者的焦虑心态而夸大功效,有大量的营养品、保健品甚至所谓的"药品",都未经我国食品药品监督管理部门检测和批准,其安全性和有效性存在着重大隐患。所以,对于任何非医生开具的药品或保健品,患者和家属都应防范风险,使用前有必要将产品连同外包装一

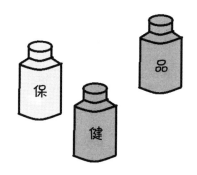

起交给医生确认，如果使用后出现不适，应立即停用并及时就医诊治。

吗啡会上瘾，痛了忍一忍就过去了？

"忍一时风平浪静"，在出现癌痛时，很多患者总是想着先忍一忍，忍忍就过去了，殊不知这一忍再忍，常常把轻度疼痛忍成了严重疼痛。癌痛与一些慢性疼痛不同，比如多数关节痛有间歇期，痛一会儿，过一段时间又会好一点；癌痛很少有间歇期，肿瘤一旦进展，疼痛感会越来越重，组织损伤的程度也越来越严重。因此，癌痛并不是忍一忍就会过去的，一味忍受反而会越来越严重。癌症患者出现疼痛，不能一味忍受，更不能逃避，应该尽早采取规范化的治疗。

对于需要长期接受镇痛药物治疗的患者，使用阿片类药更安全有效。相比之下，像我们比较熟悉的布洛芬等非甾体抗炎药长期应用可引起胃肠道、肝脏和肾脏毒性，并且有的还会明显抑制血小板功能。因此，如果能正确使用，阿片类药物对肝脏及肾脏等重要器官无毒性作用，相对更安全。长期临床实践证明，以止痛治疗为目的，阿片类药物在常规剂量规范化使用情况下，癌痛患者出现成瘾的现象极为罕见。需要提醒大家的是，阿片类药物大多是 12 小时控、缓释剂型，按时服药有利于保持稳定的药物浓度，如果等到痛了才吃，时间不固定，药物浓度出现波动，疼痛反而控制不好，影响药物疗效。所以那些对阿片类药物抱有恐惧心理的癌痛患者应该消除抵触情绪，配合医生的治疗方案，遵循医嘱，按时服用，不要擅自调整剂量或停药。